U0325003

# 病按反射区
## ——手足耳按摩祛百病
## （视频版）

李志刚　主编

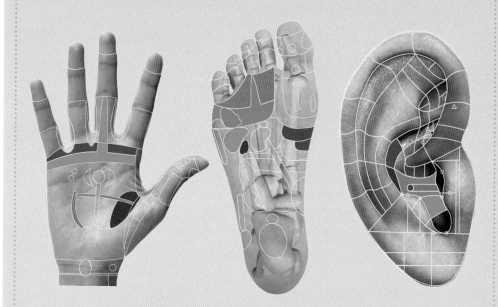

吉林科学技术出版社

**图书在版编目（ＣＩＰ）数据**

病按反射区——手足耳按摩祛百病（视频版）/ 李志
刚主编 . —长春：吉林科学技术出版社，2015.2
　ISBN 978-7-5384-8695-7

Ⅰ . ①病… Ⅱ . ①李… Ⅲ . ①手 - 按摩疗法（中医）
- 图解 ②足 - 按摩疗法（中医）- 图解 ③耳 - 按摩疗法
（中医）- 图解 Ⅳ . ① R244.1-64

中国版本图书馆 CIP 数据核字（2014）第 302035 号

# 病按反射区——手足耳按摩祛百病（视频版）

Bing An Fanshequ—Shouzuer Anmo Qu Baibing（Shipin Ban）

| | |
|---|---|
| 主　　编 | 李志刚 |
| 出 版 人 | 李　梁 |
| 责任编辑 | 孟　波　李红梅 |
| 策划编辑 | 江　娜 |
| 封面设计 | 吴展新 |
| 版式设计 | 谢丹丹 |
| 开　　本 | 720mm×1016mm　1/16 |
| 字　　数 | 200千字 |
| 印　　张 | 15 |
| 印　　数 | 10000册 |
| 版　　次 | 2015年2月第1版 |
| 印　　次 | 2015年2月第1次印刷 |

出　　版　吉林科学技术出版社
发　　行　吉林科学技术出版社
地　　址　长春市人民大街4646号
邮　　编　130021
发行部电话/传真　0431-85635177　85651759　85651628
　　　　　　　　　　　　　85677817　85600611　85670016
储运部电话 0431-84612872
编辑部电话 0431-86037576
网　　址　www.jlstp.net
印　　刷　深圳市雅佳图印刷有限公司

书　　号　ISBN 978-7-5384-8695-7
定　　价　29.80元

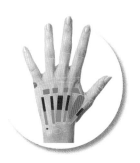 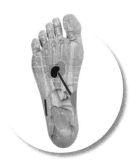 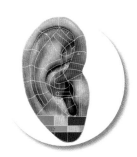

按摩是一种能够有效激发人体自愈能力的中医治疗方法。手足耳是人体最易于施用按摩手法的部位，是人体的"天然药箱"，它们是人体经络和穴位的汇集之处，上面汇集了人体各器官的反射区。如果人体的某些部位发生了病变，都会反射到手足耳上来。某些器官发生了病变，其相应的反射区就会呈现病象或变异。这时如果通过对手足耳的观察，就可以得知相应脏器的健康状况，若经常按摩手足耳，则可以调畅气血、调和阴阳，有效防治疾病。

拥有数千年历史的中医按摩疗法，具有易懂易学、操作简便、安全可靠、疗效显著等特点，因此掌握这一方法，可以很快了解体内脏腑功能情况，"大病化小，小病化无"。

本书图文并茂，以图释文、以文解图，向读者直观、形象地介绍了手足耳反射区按摩疗法的基础知识和各种常见症状的对症按摩方法。书中不仅对按摩操作的具体步骤做了详细解说，而且配有真人示范操作图，所述及的按摩方法简单易学，即使你对按摩一窍不通，也能一看就懂，一学就会，给您提供最安全、最经济的简单自我保健操作方法。

健康就像储蓄，只有不断存钱才能富有。生活中，不妨每天闲暇时抽出短短的几分钟时间，在"手足耳"的有效反射区捏一捏，按一按，便可以在自己的"健康银行"中存下难以估量的财富，达到保健养生、延年益寿的目的。

　　不过，值得注意的是，本书中的按摩疗法只能作为缓解病痛的辅助疗法，有各种急症或疑难杂症的患者还应及时到医院诊治。

　　手足耳按摩疗法博大精深，由于编著水平有限，在编著过程中难免出现纰漏和疏忽，欢迎广大读者朋友不吝赐教，批评指正，以便我们进一步完善本书的内容。

李志刚

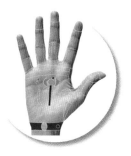 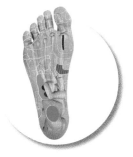 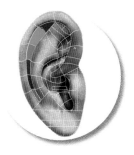

# Part 1　观手足耳知健康

# Part 2　图解手足耳反射区——随身的"百宝药箱"

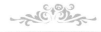

# Part 3 病按反射区，消除常见病

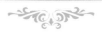

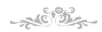

# Part 4　手足耳按摩，防病保健康

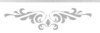

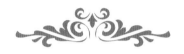

# Part 1
# 观手足耳知健康

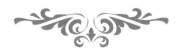

　　健康的手一般整体对称，手形圆润饱满，五指挺直且可并拢，指关节圆润有力，指尖圆秀、健壮，肤色红润有光泽，富有弹性。足有"人体的第二心脏"之称，是全身上下内外器官组织的缩影。健康的耳，耳廓位于头部两侧，上缘齐眉，下缘达鼻翼高度，其长轴与鼻梁平行，与头部侧壁约呈30°。当器官组织发生病变时，手足耳的形态、颜色、姿态会出现异常。通过观察手足耳的状况，可以得知人体的健康状况。

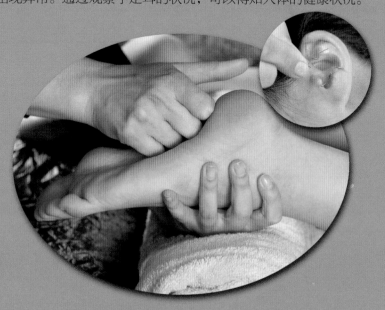

# 观手诊病

## ▌观手型

手型，就是手掌的外形特征。临床上通过对手形的望诊观察，可以对某些病症作出诊断。常见的手型有原始型、四方型、竹节型、圆锥型、汤匙型、鼓槌型和柔弱型。

### ◆原始型手

手掌肥厚，手指短且弯曲，指关节厚硬粗糙，掌面坚硬，尤其掌根部，特别粗厚。掌纹简单粗犷。指背三豹纹深而杂乱，手背青筋浮露，皮肤颜色较深。该手型提示体质较好，一般生病也较轻微，但性格急躁，易精神紧张，应注意预防高血压和呼吸系统疾病。

### ◆四方型手

手掌方正平直，指甲短且方，拇指刚直，筋骨厚而坚实且有弹性，手腕接近四方形，三豹纹较平淡。该手型提示体力较好，精力充沛，全身发育良好，但成年后易得心脑血管疾病。

### ◆竹节型手

外形修长，手指瘦削，指节突出，指端介于方形和尖形之间，指甲较长，拇指长而大。三豹纹明显，肤色较深，手背筋肉和血管隆起。该手型提示易因用脑过度而致体力下降，呼吸、泌尿、生殖等系统功能均较为薄弱。

### ◆圆锥型手

手掌纤细柔软，掌上部狭窄，指根较粗，指尖呈圆锥状，指甲较长。三豹纹较淡，肤色白，青筋隐而不显。该手型提示脾胃功能较差，易得消化系统疾病；中晚年时，易得风湿痹痛等症。

### ◆汤匙型手

手腕、指根处粗壮，指尖也不似其他类型由粗变细，反而粗大如汤匙一般，指甲圆厚且大而坚硬，筋骨结实有力。该手型提示身体健康状况良好，但若嗜烟酒不加以节制，到了一定年龄易得衰老症；若见手背青筋粗浮，易得高血压、糖尿病等。

### ◆鼓槌型手

指尖粗大，指根相对小，手掌相对薄弱。该手型提示先天性心脏病以及心脏病引起的循环系统病症和肺结核病晚期。

## ◆柔弱型手

指、掌薄而略带弯曲，手指柔弱无力，指端较尖，肤色较白，青筋显露明显。该手型提示健康状况较差，泌尿、生殖系统功能薄弱，易得神经衰弱等症。

# ▎观掌色

正常人的手掌颜色应是红黄隐隐，明润含蓄的。若掌色过深或过浅，甚至出现其他颜色，则多为异常征兆，提示有不同的病变。望诊时，还须排除年龄、职业和精神因素刺激等特殊情况。

### ◆手掌出现红色病理变色

手掌出现浅红色，提示低热和脏器功能较差；手掌出现鲜红色，一般提示人体有正在出血的地方；手掌出现深红色，一般提示有炎症；手掌出现暗红色，一般提示伤口已经开始愈合；若暗红色偏紫，提示血液有瘀滞，血液循环欠佳。

### ◆手掌出现黄色病理变色

手掌局部发黄，提示对应脏器有慢性病变。手掌和面部均见橘红色，提示胡萝卜素血症。掌面不见发黄，手指与手指之间的分叉处见黄色改变，提示胆固醇和中性脂肪偏高。掌色呈土黄色，且无光泽，是癌症的先兆。

### ◆手掌出现青色病理变色

手掌呈暗青色，伴有掌心凹陷，提示肝郁。手掌见青绿色改变，提示肠道功能障碍。手掌见青色改变，提示肾病或贫血。

### ◆手掌出现白色病理变色

手掌见白色改变，提示营养不良、贫血、瘀血、慢性潜在性出血、心脏病、高血压、低血压、雷诺病或痛风等病症。掌面见局限性白色斑点，提示体内有慢性疼痛性炎症；若红白斑点相间，提示炎症较严重，极有可能得了化脓性感染。

### ◆手掌出现黑色病理变色

手掌见黑色改变，一般提示恶性病症。全手被一层黑气覆盖，提示高脂血症。手掌出现暗褐色，提示肾病。手掌中间部分见黑褐色改变，提示肠胃病。

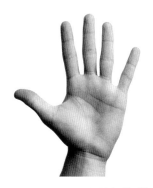

# 观手指

手指是人体上肢的最末端，气血循环至此复回。因此通过观察手指，可以诊断脏腑的盛衰虚实和有关的病症。上节中提到手掌的几种类型，以及与它们对应的不同疾病，其实手指也有的不同类型和对应的疾病。

指尖较方，指甲呈四方形，指背纹理较淡的，称为"方状指"。该指形一般提示身体健康，但易患结石病、神经衰弱症。

指厚而方，指尖呈汤匙状的，称为"汤匙状指"。这种指形一般提示身体状况良好，但易得心脑血管疾病及糖尿病等。

手指细长，指关节大，状如竹节的，是"竹状指"。此种指形提示体质较差，呼吸系统和消化系统功能较薄弱。

手指圆长尖细，形如圆锥的，称为"圆锥状指"。该指形提示健康状况一般，易得胸胁部及胸腔内相关病症和消化系统疾病等。若拇指、食指和中指呈圆锥状改变，则患有瘿瘤。

5根手指的形态各不相同的，称为"混合型指"。该指形提示抵抗力较强，一般不易得病。

指根相对较细，掌部肌肉薄弱，与汤匙状指相比，指色发暗，指根偏粗的，称为"鼓槌状指"，也称"杵状指"。这种指形一般提示先天性心脏病、血液循环系统和呼吸系统慢性疾病以及肿瘤。伴有鼓槌状指的肿瘤一般都是恶性的，患者要引起高度注意。鼓槌状指的一大部分患者，起因于呼吸系统疾病，如慢性支气管炎、支气管扩张症、慢性阻塞性肺气肿、重症肺结核、脓胸以及肺部肿瘤等；还有一小部分的患者是由其他病症所致，如慢性溃疡性结肠炎、胆汁性肝硬化、慢性肾炎、甲状腺功能亢进症、脑垂体病变导致的肢端肥大症等。也有人认为，病症不同，其杵状指发生的指头也各不相同。如痛风，独见于两手拇指；肠结核、肠癌，多见于拇指与食指；心脏病多见于拇指和中指；胃病、子宫病、肝癌多见于中指。

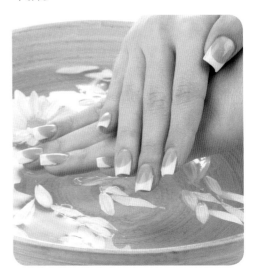

# 观指甲

甲诊最早见于《黄帝内经》，书中对脏腑气血功能失调及外邪入侵所致的病理性指甲的变化有着明确的记载。指甲如同手掌和手指一样，也有不同的形态，这些不同的形态能够暗示性格，提示易患病症，对观诊有着重要的意义。

## ◆长形指甲

即长方形的指甲。这种指甲形态提示性格稳定，极少会因为精神刺激而产生病变，但易得各种急、慢性炎症。

## ◆方形指甲

指甲皮带平行，状如四方形。该种指甲提示体质较差，虽无明显病症显现，但有遗传性病症存在，多数表现为心血管功能障碍，如心律不齐等症。

## ◆扇形指甲

状如一把展开的纸扇。该种指甲提示少年时期体质较好，但若不保护好身体，成年后易得十二指肠溃疡、肝病、胆囊炎等疾病。

## ◆百合形指甲

指甲较长，前后较小，类似长菱形，中间部分明显凸起，四周内曲，状如百合片。这种指甲形态多见于女性，提示经常生病，消化功能欠佳，易缺钙，易关节酸痛，易得血液系统病症。

## ◆碗形指甲

状如扇圆形，形似饭碗样的指甲。该种指甲提示易得呼吸道、消化道慢性疾病。

## ◆翘甲形指甲

指甲前端翘起，前高后低，前宽后窄。这种指甲形态提示抵抗力低，长期存在某种慢性病症，以呼吸道疾病最多。

## ◆大甲形指甲

指甲宽大呈长方形，包裹整个指头，且指甲厚而坚硬。该种指甲的人大多不注意自己的身体健康状况，耐病能力较强，但易得肿瘤和骨髓病变。

## ◆矩形指甲

指甲短而宽，呈矩形，扁平，皮带较宽，甲皮粘连紧凑。该种指甲提示身体较为壮实，一旦生病则是急性重病。易得胃窦炎、十二指肠病、风湿病等。

## ◆圆形指甲

指甲呈圆形。该种指甲的人，表面上健壮结实，很少生病，实际上是对病症不敏感，一旦得病就很严重。如急性胰腺炎、溃疡性出血、心包积液、癌症等。

## ◆带白环形指甲

指甲根部有一半月形，色如白玉，边界清晰、整齐。这种指甲的人精神负担较重，常失眠，易见疲劳，易得慢性消耗性病症。

# 图解9种手部按摩法

## 指摩法

　　指摩法操作方法为：医者将一手手指的指关节腹面附着在施术部位，进行有节奏、有规律的直线或环形摩擦。按摩时，手指应当并拢、自然伸直，腕微微弯曲，指关节腹面要贴于施术部位。

## 指按法

　　指按法操作方法为：医者用一手的拇指指腹按压施术部位，或双手拇指交叠同时施力，按压施术部位。按摩的方向要垂直向下，力度由轻至重，保持稳定而持续的状态。重复按摩30~50次。每次按摩快要结束时不宜突然放松力度，应由重至轻逐渐减小按压力量。

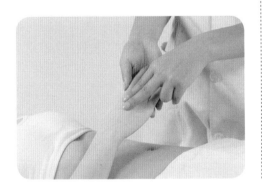

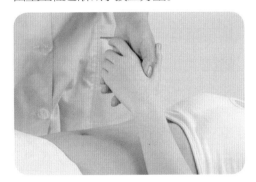

## 理筋法

　　理筋法操作方法为：医者以食指、中指远端着力于施术部位，以稳定的力量进行梳理；或者以多指的指腹远端着力于施术部位，以稳定的力量进行梳理。按摩时力量要平稳、均匀、适中，每一部位操作3~5次。

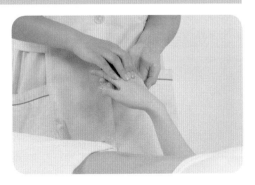

## 揪法

揪法操作方法为：医者用拇指和食指揪住施术部位向外牵拉，反复操作数次；或者以食指、中指呈钳形夹住施术部位，向外拔出，反复操作数次。按摩时两指应同时用力完成揪法按摩，注意揪的力量不宜过重，以受术者能承受为宜。

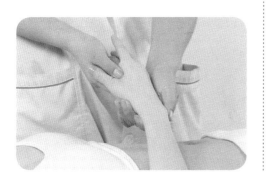

## 指揉法

指揉法操作方法为：医者用拇指指腹着力于施术部位，以一定的力度旋转揉动，达到带动皮下组织的效果；或者用食指、中指贴于施术部位，以一定的力度旋转揉动，达到带动皮下组织的效果。按摩时力度要均匀连贯，作用面积小而集中，之后逐渐扩大范围。

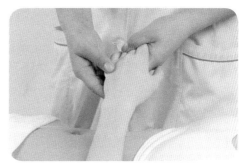

## 搓法

搓法操作方法为：医者用两手掌面夹住肢体的一定部位，对称用力作方向相反的来回搓揉动作，即双掌对揉的动作。搓动时动作幅度要均等，施力要对称，用力要适中，不能过重或过轻。应根据实际情况调整搓法的频率，在固定部位搓动，频率可快些。

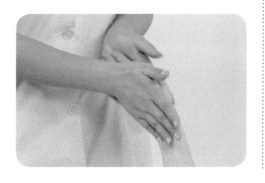

## 擦法

擦法操作方法为：医者用掌面着力于施术部位，触于皮表，循于肌肤推擦或摩擦，以产生一定的热量为度。操作时，腕部应伸直使前臂与手掌面接近于同一平面，手指不能上翘，然后将手掌面或鱼际附着在施术部位皮肤上推擦或摩擦。

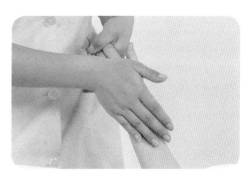

## 叩法

　　叩法操作方法为：医者单手半握拳呈虚掌，以腕部屈伸带动手部，用小鱼际着力，叩击施术部位；或者五指指端并拢，以腕部屈伸带动手部，用指端叩击施术部位。操作时，运用腕部的力量，这样能更好地掌握叩击力度，以免对施术部位造成伤害。

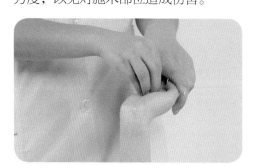

## 掐法

　　掐法操作方法为：医者用单手拇指指甲着力，用力地掐压施术部位；或者用双手拇指同时着力，掐压施术部位。操作时拇指端置于施术部位后不要再移动，力量由轻至重，再由重至轻，力度以渗透皮肤组织为宜。

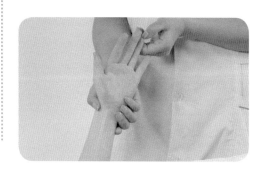

## 手部按摩禁忌

◎手部皮肤有创伤、感染或者患有皮肤病的人不可进行按摩，如湿疹、烫伤以及一些开放性伤口。

◎沐浴后、剧烈运动后、饮酒后、高热时、女性月经期，均不宜按摩。

◎患有某种传染性疾病如肝炎、结核等的患者不宜按摩。

◎严重心脏病、精神病、高血压及脑、肺、肝、肾等疾病患者均不宜按摩。

◎各种急症如急性阑尾炎、胃穿孔、急性中毒等患者不宜按摩。

◎应避免在过饥、过饱或过度疲劳时做保健按摩，饭前、饭后1小时内不宜按摩。

◎按摩前休息片刻。

◎暴饮、饱餐、洗澡后1小时内不宜做手部按摩。

◎初次按揉后局部如果出现酸、微痛、胀等感觉，这是指力过大造成的，应减轻按摩力度。

◎按摩中切记自然呼吸，不要屏气。

# 观足诊病

## 观足色

健康的足色为皮肤润泽，白里透红。

◆脚掌皮肤发青，可能是静脉曲张或中风先兆。

◆脚掌皮肤发赤，提示多血体质，易患实热证、炎症等。

◆脚掌皮肤发黑，提示有瘀血及肿瘤可能。

◆脚掌皮肤发黄，则提示患有肝炎、脾病等。

## 观足型

健康的脚掌，足背曲线柔和丰满，脚趾整齐、柔软有弹性，趾头圆润，且有光泽；足弓正常，弧度匀美。

◆实型足：五趾向中间靠拢，拇趾外倾，弧度适当且紧并第二趾；趾甲、足弓、掌垫等均正常。此足型的人各脏器功能正常，抗病能力强，不宜为外邪侵袭而感染疾病。

◆散型足：五趾向外散开不能合并，足部整体显得瘦小。趾甲泛白，透明度降低，足弹性不强，掌弓下陷，掌垫扩大。此足型的人体质虚弱，特别容易感冒。

◆骨型足：大脚趾短窄，二脚趾突出，各脚趾明显向心歪斜，足中部鼓宽，足呈钝梭形。此足型的人体质较差，常见于泌尿系统病变和神经系统病变。

◆枯型足：足部皮肤干燥，无肌肉感，骨形突出，趾甲无华，甚至产生褶皱或重甲。此足型的人营养吸收不好，多见于脑力劳动过度或房事过度，损伤肾精者。

◆跷型足：大脚趾上翘，其余四个脚趾向下扣，足背可见青色血管。大脚趾下常可见掌垫加厚。此足型多见于脑力劳动者和性生活无度者，常常伴有头晕、腰痛等。

# 观足姿

健康的足姿是这样的：两脚大小差别不大，走路时两脚持重一致，跨度相等。起足时先提足跟，落地时足跟先着地，两脚平正；俯卧时，两脚尖向内侧倾；仰卧时，两脚尖向外，呈60度分开。

◆双足长度不一，差距较大者易感冒，或患有胃病，女性易发生痛经。

◆俯卧时，双足足尖向左倾斜，提示左心或左腿有疾患。

◆俯卧时，双足足尖向右倾斜，提示右肾或心脏功能不好，可能患颈部淋巴结结核。

◆脚腕粗细不一，转动不灵活，提示有肾脏疾患。

◆仰卧时，只有一只脚向外侧倾，提示同侧腋下淋巴结易肿胀。

◆喜欢仰卧、屈膝、脚掌平放在床上者，则有可能易患消化道疾病。

◆仰卧，将足尖对足尖，足跟对足跟，脚掌心不能合拢者，提示女性易患子宫肌瘤、子宫癌、难产、不孕、性功能减退及其他子宫、卵巢、输卵管疾病。

# 观趾甲

正常人趾甲光滑、半透明、有亮泽，略呈弧形，甲根部有半月形的甲弧。

◆趾甲苍白，可能患有贫血。

◆趾甲半白半红，可能患有肾脏疾病。

◆趾甲常呈青紫色，可能患有心血管疾病或心肺疾病。

◆蓝甲和黑甲，很可能是甲沟炎或服用了某些药物所致。

◆趾甲凹凸不平、薄软、有纵沟，甚至剥落，可能出现了营养不良，还应检查一下肝肾有无慢性疾患。

◆脚趾甲嵌到肉里，表明肝气郁滞，要保持心情舒畅，肝气通畅。

◆趾甲动摇脱落，可能患有肝病。

趾甲麻木，为心血管疾病的表现。

趾甲上有很多小洞，可深可浅，可能患有牛皮癣还是牛皮癣关节炎。

脚指甲厚重、发黄，一般是脚气感染和灰趾甲引起。

趾甲纵裂，如果有心脑血管疾病的人可能是中风的先兆。

脚趾甲下有纵横黑线，说明内分泌失调，女性容易痛经或月经紊乱。

如果趾甲上有纵行条纹，表示机体虚弱，抗病能力差；趾甲横贯白色条纹，要警惕糙皮病、慢性肾炎或砷、盐中毒。

# 图解6种足部按摩手法

## 拇指指腹按压法

拇指指腹按压法操作方法为：医者用一手的拇指指腹贴于施术部位施力，按压施术部位；或者两拇指交叠，贴于施术部位按压。按摩时拇指指腹垂直施力，力度以受术者能承受为宜，注意避免指甲划伤受术者皮肤。

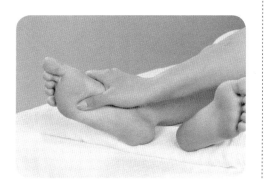

## 单食指叩拳法

单食指扣拳法操作方法为：医者一手固定按摩部位，另一手除食指外，其余四指握拳，食指弯曲，拇指固定，以食指的近节指间关节为施力点，顶压施术部位；或者以按摩棒代替食指贴于施术部位顶压。按摩时叩击要有节奏感，不能忽快忽慢。

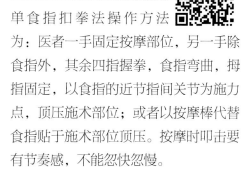

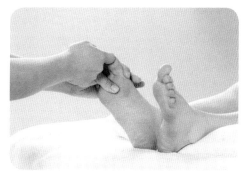

## 刮压法

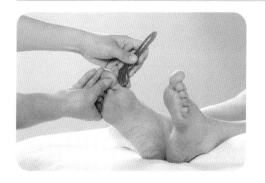

刮压法操作方法为：医者一手拇指固定，食指弯曲呈镰刀状，用食指尺侧缘施力刮压施术部位；或者用刮痧板代替食指贴于施术部位刮压施术。按摩时食指尺侧或刮痧板始终贴于按摩部位皮肤，刮压的方向保持水平，力度以受术者能承受为宜。

## 拇指指腹推压法

拇指指腹推压法操作方法为：医者以一手拇指指腹贴于施术部位，施力推压；或者双手握住足部，用双手的拇指指腹同时施力推压按摩。操作时双手拇指要同时施力，力量保持均衡。

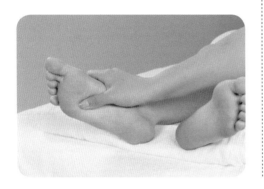

## 掐法

掐法操作方法为：医者用单手拇指指甲着力，用力地掐压施术部位；或者用双手拇指同时着力，掐压施术部位。操作时拇指端置于施术部位后不要再移动，力量由轻至重，再由重至轻，力度以渗透皮肤组织为宜。

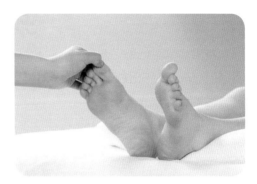

## 指揉法

指揉法操作方法为：医者用拇指指腹着力于施术部位，以一定的力度旋转揉动，达到带动皮下组织的效果；或者用食指、中指贴于施术部位，以一定的力度旋转揉动，达到带动皮下组织的效果。按摩时力度要均匀连贯，作用面积小而集中，之后逐渐扩大范围。

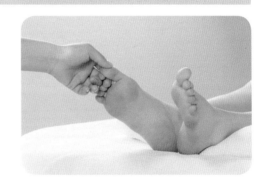

## 足部按摩禁忌

◎饭后1小时内不得按摩，空腹时不宜进行按摩。

◎用手指按摩时，应先注意修剪指甲。

◎按摩时应避开骨骼突起部位，以免损伤骨膜。

◎按摩后严禁用冷水洗或用冷毛巾擦拭按摩部位。

# 观耳诊病

## 观耳色

◆耳背上见到红色的脉络，伴有耳根发凉多为麻疹先兆。

◆耳部见暗黑色点状，或有结节状隆起，多见于肿瘤。

◆耳廓上产生白色的糠皮样皮肤脱屑，擦之不宜除去，常见于皮炎、湿疹等各种皮肤病。

◆耳垂经常潮红，多为血瘀体质者。由于受寒耳垂变为紫红色就会肿胀，甚至发展为溃疡，还容易发生痂皮，这是体内糖过剩的表现，易患糖尿病。

◆耳垂肉厚而宽，色红，身体肥胖者容易患脑出血。耳垂肉薄呈咖啡色，见于肾脏病、糖尿病。

◆耳廓或全耳色白，提示患贫血、低血压等。

◆耳廓色黑，见于肾虚，多有重病。

◆耳廓色青，常见于剧痛患者，亦可见于缺氧等；耳垂青色为房事过多的表现。

◆耳廓色黄，提示为贫血或黄疸。

◆耳廓色鲜红，主热证，常见于发热患者。若红而痛为肝胆湿热或火毒上蒸，或炎症所致。若耳为暗红色，主血瘀，提示人体有血液循环障碍。

## 观耳型

◆耳廓上缘低于眼水平线以下，提示先天性肾发育不良，影响骨的发育，此类人易患骨病、肾病及生殖系统疾病。

◆耳廓薄软、无耳垂，提示脏腑功能弱，抵抗力低下，易患病。

◆耳廓萎缩，提示身体虚弱，常见于慢性消耗性疾病，或大病之后。

◆耳廓焦枯，青筋暴起，常有剧痛，提示肾虚、阴精耗伤，易导致耳鸣、耳聋等耳部疾病。

◆耳轮红肿，为风热、肝阳火盛的表现，易引起咳嗽、鼻塞、头痛、头晕、气喘等症。

◆耳廓软骨增生在两处以上，可能为癌症的先兆。

◆耳部生出肿块形如樱桃或羊奶者，称为"耳痔"。提示实热证，常见于喉咙干痛、腹痛、便秘等。

◆耳轮出现粗糙不平的棘突状结构，常见于腰椎、颈椎骨质增生。

◆耳折征，是指从耳垂部的凹处至整个耳垂，有一条折痕很深的皱纹。如果皱折纹既浅又斜，且不连贯，则不能算是耳折征。双侧均见折纹者为冠心病之征。

◆耳垂肉薄呈咖啡色，常见于肾病和糖尿病。

◆耳面皮肤血管充盈易见，常见于支气管扩张、冠心病、心肌梗死、高血压病等。

◆耳廓背部呈陷窝状或皱襞状，如有指甲压痕样的微小畸形，提示先天性神经发育不良，易患精神分裂症。

◆耳垂肉薄，连血管网都看得清者，见于呼吸系统疾病或甲状腺肿患者。

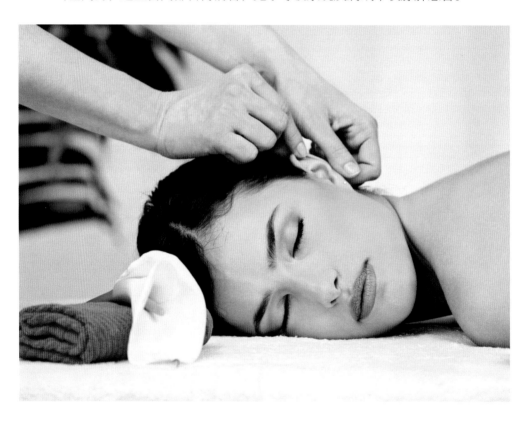

# 图解5种耳部按摩手法

## 切按法

切按法操作方法为：医者用指甲或器具（牙签或按摩棒）切压耳部反射区，一按一放有节律地反复施术1~2分钟。施术前将双手清洗干净，或对切按器具进行消毒。掌握好切按的力度，避免刮破耳部皮肤。切按的动作要保持平稳的节律，不要忽快忽慢。

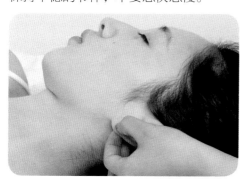

## 捏揉法

捏揉法操作方法为：医者用拇指和食指或中指指腹相对捏揉，同时以每分钟20~30转的频率旋转揉动耳穴。可以于施术部位贴上一小块胶布，然后再进行捏揉操作，这样能防止损伤施术部位皮肤。每次1~2分钟。

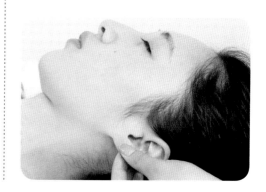

## 搓摩法

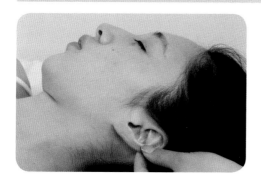

搓摩法操作方法为：医者将食指或中指屈曲，置于耳部相应的施术部位，配合拇指以指腹施力，做上下或左右来回搓摩，持续1~2分钟，以局部皮肤出现热感为度，或兼有酸胀的感觉为度。或者用牙签、按摩棒代替手指施力，来回搓摩耳部施术部位。每次施治2~3次。

## 刮拭法

刮拭法操作方法为：医者手持刮痧板刮拭施术部位，顺着一个方向有节律地反复施术1~2分钟，每日施治2~3次。施术前将双手清洗干净，并对刮痧板进行消毒。掌握好刮拭的力度，顺着一个方向刮拭。

## 指摩法

指摩法操作方法为：医者用手指指腹贴于施术部位，以一定的力度进行有节奏、有规律的直线或环形摩擦。施术前应将指甲修剪平整，并将双手清洗干净。按摩时力度不宜过大，以受术者能承受为宜。

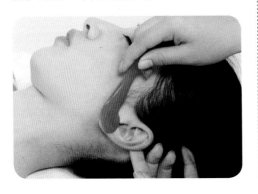

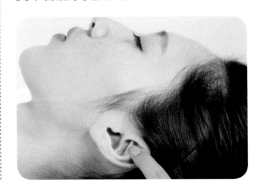

## 耳部按摩禁忌

◎按摩时忌指甲过长，忌耳屎过多。

◎按摩时，不要用力过大、过猛，以免搓伤皮肤。

◎聋哑者不宜进行耳部按摩。

◎耳鸣、眩晕严重者暂停进行耳部按摩，否则会加重病情。

◎耳周皮肤发炎、中耳炎、外耳道发炎者不能按摩。

◎患严重心脏病者不宜按摩，更不宜用强刺激手法。

◎女性怀孕期间，特别是有习惯性流产史的孕妇忌耳部按摩。

◎年老体弱者、有严重器质性疾病者、高血压患者，治疗前应适当休息，治疗时手法要轻柔，刺激量不宜过大，以防意外。

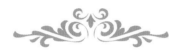

# Part 2
# 图解手足耳反射区——随身的"百宝药箱"

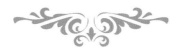

　　人体就像是一个微缩的小宇宙，而手足耳就像是一张最精确的缩略图，它们准确地反映了人体的脏腑器官，并且与之紧密地联系在一起。若手足耳部色泽、形态出现异常，则提示健康出现问题。在这三个部位上遍布着经脉、穴位和反射区，是人体随身的"百宝药箱"。

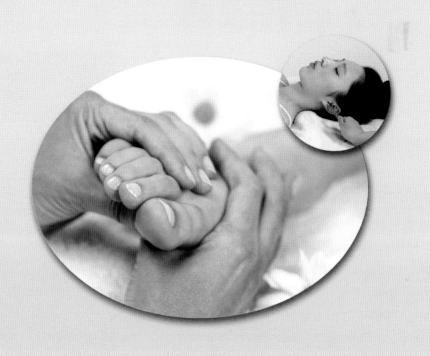

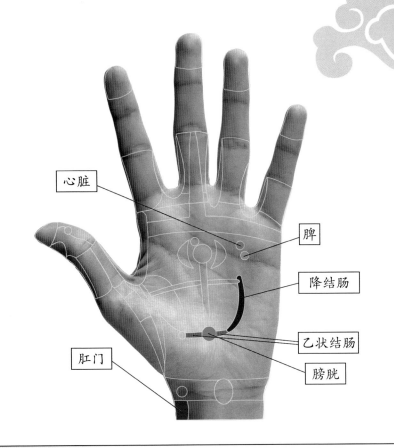

心脏

脾

降结肠

乙状结肠

膀胱

肛门

# 心脏反射区

| 功　　效 | 理气止痛，强心通脉。 |
| 主　　治 | 心绞痛、心悸、胸闷、高血压、低血压。 |
| 定　　位 | 位于左手尺侧，手掌及手背第四、第五掌骨之间，近掌骨头处。 |
| 按摩手法 | 用指按法按压心脏反射区1~2分钟，以出现酸胀感为宜。 |

# 肛门反射区

| 功　　效 | 解痉止痛，清热通淋。 |
| 主　　治 | 便秘、便血、脱肛、痔疮、脱肛、肛裂。 |
| 定　　位 | 位于左手掌侧，第二腕掌关节处。 |
| 按摩手法 | 用掐法掐按肛门反射区1~2分钟，以出现酸胀感为宜。 |

# 脾反射区

**│功　效│** 助阳健脾，通调肠气。

**│主　治│** 食欲不振、消化不良、发热、炎症、贫血。

**│定　位│** 位于左手掌侧第四、第五掌骨间（中段远端），横膈膜反射区与横结肠反射区之间。

**│按摩手法│** 用掐法掐按脾反射区1~2分钟，以出现酸胀感为宜。

# 降结肠反射区

**│功　效│** 调肠胃，固肾气。

**│主　治│** 腹胀、腹泻、便秘、肠炎。

**│定　位│** 位于左手掌侧，平虎口水平，第四、第五掌骨之间至腕骨的带状区域。

**│按摩手法│** 用指按法按压降结肠反射区1~2分钟，动作连续均匀，力度适中。

# 乙状结肠反射区

**│功　效│** 理气和胃，通经活络。

**│主　治│** 腹胀、便秘、直肠炎、脱肛。

**│定　位│** 位于左手掌侧，第五掌骨底与钩骨交界的腕掌关节处至第一、第二掌骨接合部的带状区域。

**│按摩手法│** 用指按法按压乙状结肠反射区1~2分钟，以局部酸痛为宜。

# 膀胱反射区

**│功　效│** 活血通络，消肿止痛。

**│主　治│** 膀胱炎、尿道炎、膀胱结石、高血压。

**│定　位│** 位于手掌下方，大小鱼际交接处的凹陷中。

**│按摩手法│** 用揪法揪膀胱反射区1~2分钟，以局部酸痛为宜。

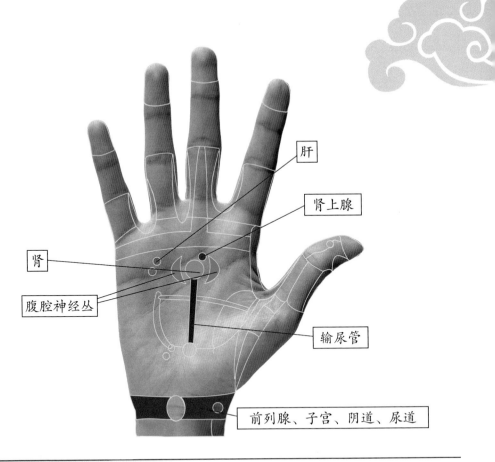

肝

肾上腺

肾

腹腔神经丛

输尿管

前列腺、子宫、阴道、尿道

# 肝反射区

**| 功　效 |** 养肝明目。

**| 主　治 |** 肝炎、肝硬化、腹痛、眼病。

**| 定　位 |** 位于右手的掌面，第四、第五掌骨体中点之间近掌骨头处。

**| 按摩手法 |** 用指按法按压肝反射区1～2分钟，以出现酸胀感为宜。

# 肾反射区

**| 功　效 |** 补肾强腰，通利二便。

**| 主　治 |** 肾炎、腰痛、高血压、浮肿。

**| 定　位 |** 位于双手的中央区域，第三掌骨中点，相当于劳宫穴的位置。

**| 按摩手法 |** 用叩法叩击肾反射区1～2分钟，以局部酸痛为宜。

# 肾上腺反射区

| 功　效 | 清热通络。
| 主　治 | 头晕、高血压、手掌多汗、肾上腺皮质不全症。
| 定　位 | 位于双手掌面第二、第三掌骨之间，距离第二、第三掌骨头1.5～2厘米处。
| 按摩手法 | 用指揉法按揉肾上腺反射区1～2分钟，以局部酸痛为宜。

# 输尿管反射区

| 功　效 | 清利三焦，通便利腑。
| 主　治 | 输尿管炎、输尿管结石、高血压、泌尿系统感染。
| 定　位 | 位于双手掌中部，肾反射区与膀胱反射区之间的带状区域。
| 按摩手法 | 用理筋法梳理输尿管反射区1～2分钟，以局部酸痛为宜。

# 腹腔神经丛反射区

| 功　效 | 调经统血，健脾回阳。
| 主　治 | 胃肠功能紊乱、腹胀、更年期综合征、失眠。
| 定　位 | 位于双手掌掌心第二、第三掌骨及第三、第四掌骨之间，肾反射区的两侧。
| 按摩手法 | 用指按法按压腹腔神经丛反射区1～2分钟，以局部酸痛为宜。

# 前列腺、子宫、阴道、尿道反射区

| 功　效 | 益气固肾，消肿利尿。
| 主　治 | 子宫内膜炎、阴道炎、白带异常、尿路感染、前列腺炎。
| 定　位 | 位于双手掌侧腕横纹中点两侧的带状区域。
| 按摩手法 | 用指摩法摩擦前列腺、子宫、阴道、尿道反射区2分钟，以局部酸痛为宜。

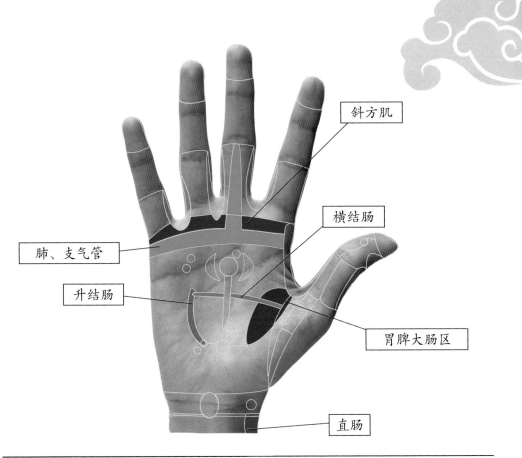

斜方肌

横结肠

肺、支气管

升结肠

胃脾大肠区

直肠

# 肺、支气管反射区

| 功　　效 | 散风活络，止咳化痰。

| 主　　治 | 肺炎、支气管炎、肺气肿、胸闷。

| 定　　位 | 肺反射区位于双手掌侧，横跨第二、第三、第四、第五掌骨，靠近掌指关节区域。支气管反射区位于中指第三节指骨，中指根部为反射区敏感点。

| 按摩手法 | 用指按法按压肺、支气管反射区1~2分钟，每日2次，力度适中。

# 斜方肌反射区

| 功　　效 | 疏经活络。

| 主　　治 | 颈肩背部疼痛、颈椎病、落枕。

| 定　　位 | 位于双手掌侧面，眼、耳反射区下方，呈横带状区域。

| 按摩手法 | 用指揉法按揉斜方肌反射区1~2分钟，以出现酸胀感为宜。

# 胃脾大肠区反射区

|功　　效| 健脾利湿，散寒止痛。
|主　　治| 腹痛、腹胀、腹泻、肠炎、便秘。
|定　　位| 位于手掌面，第一、第二掌骨之间的椭圆形区域。
|按摩手法| 用搓法推搓胃脾大肠反射区1~2分钟，以局部酸痛为宜。

# 升结肠反射区

|功　　效| 调肠胃、消积滞。
|主　　治| 腹胀、腹泻、腹痛、便秘。
|定　　位| 位于右手掌侧，第四、第五掌骨之间，腕掌关节接合部的盲肠、阑尾、回盲瓣反射区至第四、第五掌骨体中部，约平虎口水平之间的带状区。
|按摩手法| 用指揉法按揉升结肠反射区1~2分钟，以出现酸胀感为宜。

# 横结肠反射区

|功　　效| 调理肠胃，利水消肿。
|主　　治| 腹胀、腹泻、便秘、结肠炎。
|定　　位| 位于右手掌面，升结肠反射区上端与虎口之间的带状区域；左手掌侧与右手相对应的区域，其尺侧接降结肠反射区。
|按摩手法| 用叩法叩击横结肠反射区1~2分钟，以局部酸痛为宜。

# 直肠反射区

|功　　效| 通调肠气。
|主　　治| 便秘、脱肛、痔疮、肠炎。
|定　　位| 位于双上肢前臂桡侧远端约三横指的带状区域。
|按摩手法| 用叩法叩击直肠反射区1~2分钟，以局部酸痛为宜。

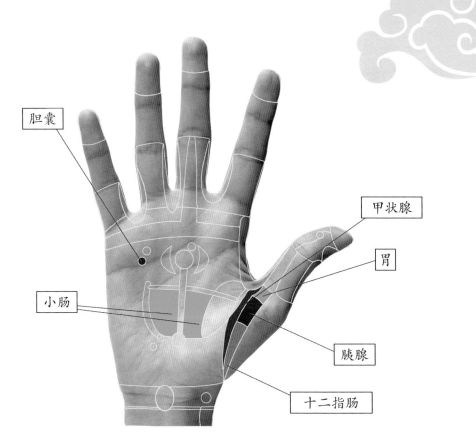

胆囊

甲状腺

胃

小肠

胰腺

十二指肠

# 胰腺反射区

| 功　　效 | 生发胃气，燥化脾湿。
| 主　　治 | 消化不良、胰腺炎、糖尿病。
| 定　　位 | 位于双手胃反射区与十二指肠反射区之间，第一掌骨体中部的区域。
| 按摩手法 | 用指按法按压胰腺反射区1~2分钟，以局部酸痛为宜。

# 胃反射区

| 功　　效 | 理气和胃，通经活络。
| 主　　治 | 胃痛、胃胀、呕吐、急慢性胃炎。
| 定　　位 | 胃反射区位于双手第一掌骨体远端。
| 按摩手法 | 用指按法按压胃反射区1~2分钟，以局部酸痛为宜。

# 十二指肠反射区

┃功　　效┃ 和胃行水，理气止痛。

┃主　　治┃ 十二指肠溃疡、消化不良、食欲不振、腹胀。

┃定　　位┃ 位于双手掌面，第一掌骨体近端，胰腺反射区下方的区域。

┃按摩手法┃ 用指按法按压十二指肠反射区1~2分钟，以局部酸痛为宜。

# 胆囊反射区

┃功　　效┃ 利胆疏肝，降逆和胃。

┃主　　治┃ 胆囊炎、厌食、胃肠功能紊乱、痤疮。

┃定　　位┃ 位于右手的手掌侧及背侧，第四、第五掌骨之间，紧靠肝反射区的腕侧的第四掌骨处。

┃按摩手法┃ 用揪法揪胆囊反射区1~2分钟，以出现酸胀感为宜。

# 甲状腺反射区

┃功　　效┃ 清心安神，通经活络。

┃主　　治┃ 甲状腺功能亢进或低下、心悸、感冒、肥胖。

┃定　　位┃ 位于双手掌侧第一掌骨近心端起至第一、第二掌骨之间，转向拇指方向至虎口边缘连成带状区域。转弯处为反射区敏感点。

┃按摩手法┃ 用搓法搓揉甲状腺反射区1~2分钟，以局部酸痛为宜。

# 小肠反射区

┃功　　效┃ 清胃泻火，理气止痛。

┃主　　治┃ 急慢性肠炎、消化不良、食欲不振、腹胀。

┃定　　位┃ 位于双手掌心中部凹陷处，各结肠反射区所包围的区域。

┃按摩手法┃ 用指揉法按揉小肠反射区1~2分钟，以局部酸痛为宜。

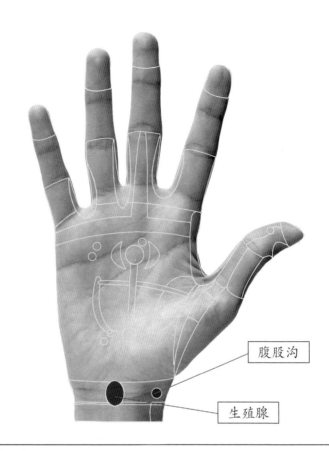

腹股沟

生殖腺

# 生殖腺反射区

| 功　　效 | 清热利湿，益肾固带。
| 主　　治 | 性功能低下、不孕不育症、月经不调、痛经。
| 定　　位 | 位于双手掌腕横纹中点处，相当于手厥阴心包经大陵穴的位置。
| 按摩手法 | 用指揉法按揉生殖腺反射区1~2分钟，以局部酸痛为宜。

# 腹股沟反射区

| 功　　效 | 固肾滋阴。
| 主　　治 | 性功能低下、生殖系统病变、疝气、小腹胀痛。
| 定　　位 | 位于双手掌侧腕横纹的桡侧端，桡骨头凹陷处。
| 按摩手法 | 用掐法掐按腹股沟反射区1~2分钟，以局部酸痛为宜。

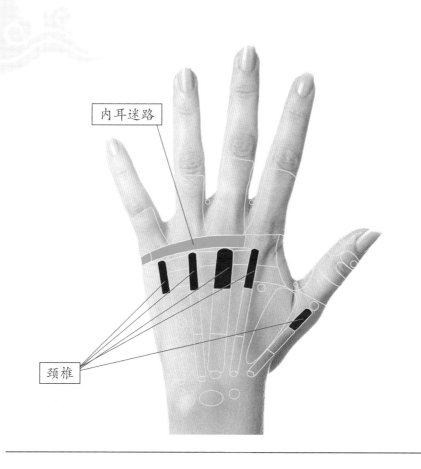

内耳迷路

颈椎

# 内耳迷路反射区

| 功　　效 | 清热祛火。
| 主　　治 | 头晕、耳鸣、高血压、低血压。
| 定　　位 | 位于双手背侧，第三、第四、第五掌指关节之间，第三、第四、第五指根部接合部。
| 按摩手法 | 用指按法按压内耳迷路反射区1～2分钟，以局部酸痛为宜。

# 颈椎反射区

| 功　　效 | 理气活血。
| 主　　治 | 颈项僵硬、颈项酸痛、头晕、落枕。
| 定　　位 | 位于双手背部，各掌骨背侧远端的1/5处。
| 按摩手法 | 用指揉法按揉颈椎反射区1～2分钟，以局部酸痛为宜。

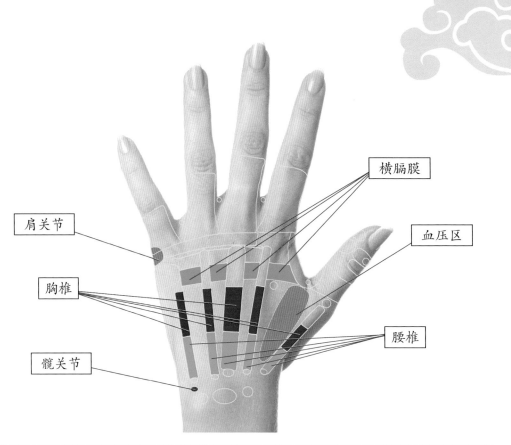

横膈膜

肩关节

血压区

胸椎

腰椎

髋关节

# 胸椎反射区

| 功　　效 | 理气散结。
| 主　　治 | 肩背酸痛、胸椎间盘突出、胸闷、胸痛。
| 定　　位 | 位于双手背侧，各掌骨远端，约占整个掌骨体的2/5。
| 按摩手法 | 用指按法按压胸椎反射区1～2分钟，以局部酸痛为宜。

# 腰椎反射区

| 功　　效 | 强筋健骨，益肾助阳。
| 主　　治 | 腰背酸痛、腰肌劳损、腰椎间盘突出、腰脊强痛。
| 定　　位 | 位于双手背侧，各掌骨近端，约占整个掌骨体的2/5。
| 按摩手法 | 用理筋法梳理腰椎反射区1～2分钟，以局部酸痛为宜。

# 横膈膜反射区

| 功　效 | 健脾和胃。
| 主　治 | 呃逆、呕吐、腹胀、腹痛。
| 定　位 | 位于双手背侧，横跨第二、第三、第四、第五掌骨中点的带状区域。
| 按摩手法 | 用理筋法梳理横膈膜反射区1~2分钟，以局部酸痛为宜。

# 肩关节反射区

| 功　效 | 舒筋活络，祛风止痛。
| 主　治 | 肩周炎、手臂酸痛、手麻、肩部损伤。
| 定　位 | 位于双手第五掌指关节尺侧凹陷处。手背部为肩前反射区，赤白肉际处为肩中部反射区，手掌部为肩后部反射区
| 按摩手法 | 用指摩法摩擦肩关节反射区1~2分钟，以局部酸痛为宜。

# 血压区反射区

| 功　效 | 醒神安神，熄风止痉。
| 主　治 | 高血压、低血压、头痛、眩晕。
| 定　位 | 位于双手手背，由第一掌骨、阳溪穴、第二掌骨所包围的区域，以及食指近节指骨近端1/2的桡侧。
| 按摩手法 | 用叩法叩击血压区反射区1~2分钟，以局部酸痛为宜。

# 髋关节反射区

| 功　效 | 通经止痛。
| 主　治 | 坐骨神经痛、腰背痛。
| 定　位 | 位于双手背侧，尺骨和桡骨茎突骨面的周围。
| 按摩手法 | 用指揉法按揉髋关节反射区1~2分钟，以局部酸痛为宜。

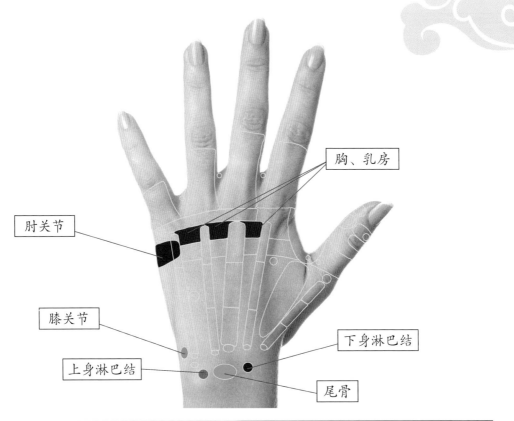

胸、乳房

肘关节

膝关节

下身淋巴结

上身淋巴结

尾骨

# 膝关节反射区

| 功　效 | 清利湿热，通调下焦。 |

| 主　治 | 膝关节炎、半月板损伤、下肢屈伸不利。 |

| 定　位 | 位于双手第五掌骨近端尺侧缘与腕骨所形成的凹陷处。手背部为膝前部，赤白肉际处为膝两侧部。 |

| 按摩手法 | 用指按法按压膝关节反射区1~2分钟，以局部酸痛为宜。 |

# 尾骨反射区

| 功　效 | 祛风舒筋。 |

| 主　治 | 坐骨神经痛、尾骨受伤后遗症。 |

| 定　位 | 位于双手背侧，腕背横纹区域。 |

| 按摩手法 | 用指摩法摩擦尾骨反射区1~2分钟，以局部酸痛为宜。 |

# 胸（乳房）反射区

| 功　　效 | 清心泻热，理气活络。 |
|---|---|
| 主　　治 | 胸部疾病、呼吸系统疾病、乳房疾病、心脏病。 |
| 定　　位 | 位于双手手背第二、第三、第四掌骨的远端。 |
| 按摩手法 | 用理筋法梳理胸（乳房）反射区1~2分钟，以局部酸痛为宜。 |

# 上身淋巴结反射区

| 功　　效 | 清热消肿。 |
|---|---|
| 主　　治 | 发热、炎症、囊肿、子宫肌瘤。 |
| 定　　位 | 位于双手背部尺侧缘，手背腕骨与尺骨之间的凹陷处。 |
| 按摩手法 | 用指揉法按揉上身淋巴结反射区1~2分钟，以局部酸痛为宜。 |

# 下身淋巴结反射区

| 功　　效 | 清热消肿。 |
|---|---|
| 主　　治 | 发热、炎症、囊肿、子宫肌瘤。 |
| 定　　位 | 位于双手背部桡侧缘，手背腕骨与桡骨之间的凹陷处。 |
| 按摩手法 | 用指揉法按揉下身淋巴结反射区1~2分钟，以局部酸痛为宜。 |

# 肘关节反射区

| 功　　效 | 熄风解痉，活络通窍。 |
|---|---|
| 主　　治 | 网球肘、肱骨内上髁炎、手臂麻木。 |
| 定　　位 | 位于双手背侧，第五掌骨体中部尺侧。 |
| 按摩手法 | 用理筋法梳理肘关节反射区1~2分钟，以局部酸痛为宜。 |

# 手指反射区

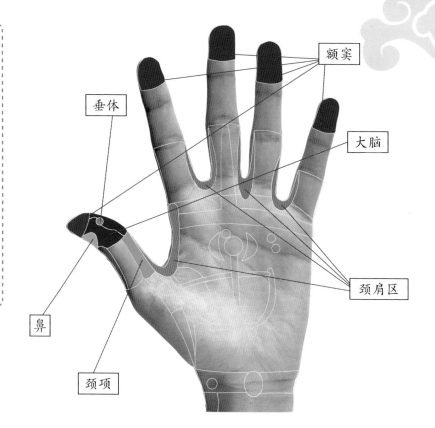

额窦

垂体

大脑

颈肩区

鼻

颈项

## 大脑反射区

| 功　　效 | 清热解表，苏厥开窍。 |
| 主　　治 | 脑震荡、头晕、神经衰弱、视觉受损。 |
| 定　　位 | 位于双手掌面拇指指腹处。 |
| 按摩手法 | 用指揉法按揉大脑反射区1~2分钟，以局部酸痛为宜。 |

## 额窦反射区

| 功　　效 | 镇静止痛，通经活络。 |
| 主　　治 | 脑震荡、鼻窦炎、头痛、感冒。 |
| 定　　位 | 位于双手掌面，十指顶端约1厘米范围内。 |
| 按摩手法 | 用指揉法按揉额窦反射区1~2分钟，以局部酸痛为宜。 |

# 垂体反射区

| 功　　效 | 调经统血。 |
|---|---|
| 主　　治 | 内分泌失调、更年期综合征。 |
| 定　　位 | 位于双手拇指指腹中央，在大脑反射区深处。 |
| 按摩手法 | 用揪法揪垂体反射区1~2分钟，以局部酸痛为宜。 |

# 鼻反射区

| 功　　效 | 利鼻通窍。 |
|---|---|
| 主　　治 | 鼻塞、流涕、过敏性鼻炎、急慢性鼻炎。 |
| 定　　位 | 位于双手掌侧拇指末节指腹桡侧面的中部。 |
| 按摩手法 | 用揪法揪鼻反射区1~2分钟，以局部酸痛为宜。 |

# 颈肩区反射区

| 功　　效 | 祛风散寒，通关开窍。 |
|---|---|
| 主　　治 | 肩周炎、颈椎病、落枕。 |
| 定　　位 | 位于双手各指根部近节指骨的两侧及各掌指关节接合部，手背面为颈肩后区，手掌面为颈肩前区。 |
| 按摩手法 | 用揪法揪颈肩区反射区1~2分钟，以局部酸痛为宜。 |

# 颈项反射区

| 功　　效 | 舒筋活络。 |
|---|---|
| 主　　治 | 颈项酸痛、颈项僵硬、头痛、高血压。 |
| 定　　位 | 位于双手拇指近节掌面和背侧。 |
| 按摩手法 | 用揪法揪颈项反射区1~2分钟，以出现酸胀感为宜。 |

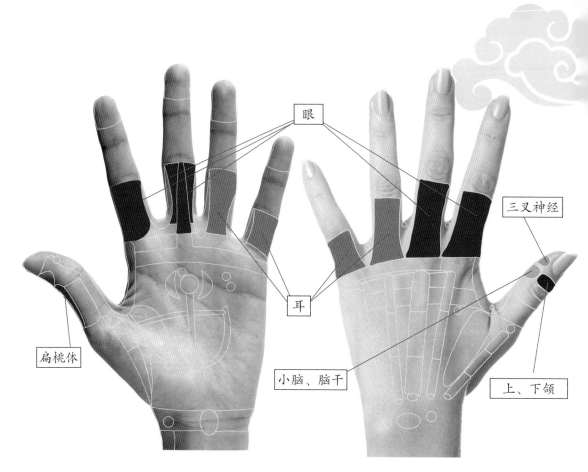

眼

三叉神经

扁桃体

耳

小脑、脑干

上、下颌

# 耳反射区

| 功　　效 | 醒脑聪耳。
| 主　　治 | 耳鸣、耳炎、重听。
| 定　　位 | 位于双手手掌和手背第四、第五指指根部。
| 按摩手法 | 用指揉法按揉耳反射区1~2分钟，以局部酸痛为宜。

# 三叉神经反射区

| 功　　效 | 祛风止痛，舒筋活络。
| 主　　治 | 面神经麻痹、偏头痛、失眠、神经痛。
| 定　　位 | 位于掌面，拇指指腹尺侧缘远端，即拇指末节指腹远端1/2尺侧缘。
| 按摩手法 | 用指揉法按揉三叉神经反射区1~2分钟，以局部酸痛为宜。

# 扁桃体反射区

| 功　　效 | 熄风宁神，消肿镇痛。
| 主　　治 | 扁桃体炎、上呼吸道感染、发热。
| 定　　位 | 位于双手拇指近节背侧正中线肌腱的两侧，即喉、气管反射区两侧。
| 按摩手法 | 用指揉法按揉扁桃体反射区1～2分钟，以局部酸痛为宜。

# 上、下颌反射区

| 功　　效 | 利咽消肿。
| 主　　治 | 颞颌关节紊乱综合征、牙周炎、口腔溃疡。
| 定　　位 | 位于双手拇指背侧，拇指指间关节横纹与上下最近皱纹之间的带状区域。横纹远侧为上颌反射区，横纹近侧为下颌反射区。
| 按摩手法 | 用指按法按压上、下颌反射区1～2分钟，以局部酸痛为宜。

# 眼反射区

| 功　　效 | 清头明目，舒筋活络。
| 主　　治 | 结膜炎、近视、远视、白内障。
| 定　　位 | 位于双手手掌和手背第二、第三指指根部。
| 按摩手法 | 用指揉法按揉眼反射区1～2分钟，以局部酸痛为宜。

# 小脑、脑干反射区

| 功　　效 | 清热散风，止痛利关节。
| 主　　治 | 高血压、头晕、失眠、肌肉紧张。
| 定　　位 | 位于双手掌侧，拇指指腹侧面，即拇指末节指骨近心端1/2尺侧缘。
| 按摩手法 | 用指揉法揉按小脑、脑干反射区1～2分钟，以局部酸痛为宜。

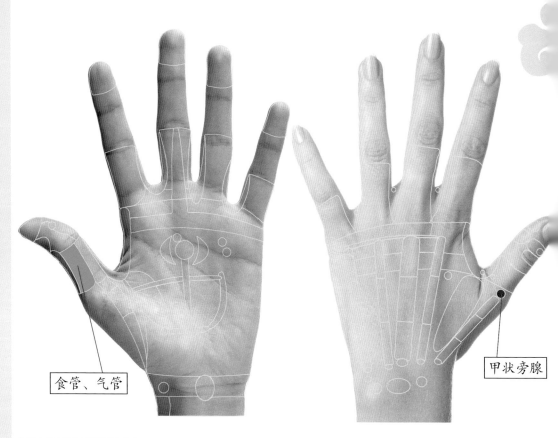

食管、气管

甲状旁腺

# 食管、气管反射区

| 功　　效 | 宽胸降逆。
| 主　　治 | 食管炎、食管肿瘤、气管炎。
| 定　　位 | 位于双手拇指近节指骨桡侧，赤白肉际处。
| 按摩手法 | 用揪法揪食管、气管反射区1～2分钟，以局部酸痛为宜。

# 甲状旁腺反射区

| 功　　效 | 清热熄风，醒神开窍。
| 主　　治 | 过敏、失眠、呕吐、癫痫发作。
| 定　　位 | 位于双手桡侧第一掌指关节背部凹陷处。
| 按摩手法 | 用指揉法按揉甲状旁腺反射区1～2分钟，以局部酸痛为宜。

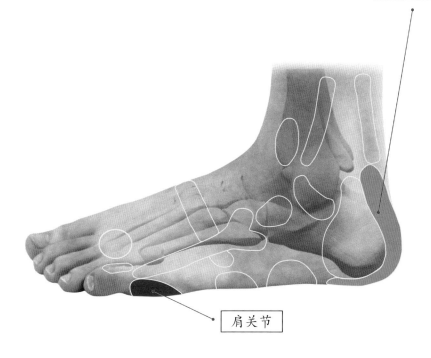

外尾骨

肩关节

# 肩关节反射区

| 功　　效 | 舒筋活络，祛风止痛。
| 主　　治 | 肩周炎、手臂酸痛、手麻、肩部损伤。
| 定　　位 | 位于双足足底外侧，小趾骨与跖骨关节处，以及足背的小趾骨外缘与凸起趾骨与跖骨关节处。
| 按摩手法 | 用单食指叩拳法顶压肩关节反射区2～5分钟，以局部酸痛为宜。

# 外尾骨反射区

| 功　　效 | 祛风舒筋。
| 主　　治 | 坐骨神经痛、尾骨受伤后遗症。
| 定　　位 | 位于双足外侧，沿跟骨结节向后方外侧的一带状区域。
| 按摩手法 | 用掐法掐按外尾骨反射区2～5分钟，以局部酸痛为宜。

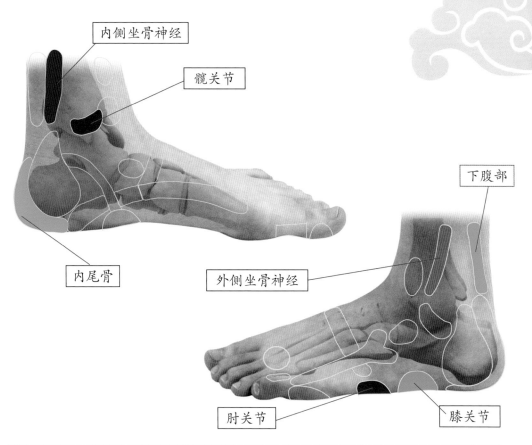

内侧坐骨神经

髋关节

下腹部

内尾骨

外侧坐骨神经

肘关节

膝关节

# 坐骨神经反射区

| 功　　效 | 理气止痛，舒筋活络。

| 主　　治 | 坐骨神经痛、脚抽筋、腿脚麻木。

| 定　　位 | 内侧坐骨神经反射区位于双腿内踝关节后上方起，沿胫骨后缘上行至胫骨内侧下。外侧坐骨神经反射区位于双腿外踝前缘沿腓骨前侧上至腓骨小头处。

| 按摩手法 | 用拇指指腹推压法推压坐骨神经反射区2～5分钟，以酸痛为宜。

# 下腹部反射区

| 功　　效 | 调经止痛。

| 主　　治 | 月经不调、痛经、腹胀。

| 定　　位 | 位于双小腿腓骨外侧后方，自足踝骨后方向上延伸四横指的带状区域。

| 按摩手法 | 用刮压法刮压下腹部反射区2～5分钟，以局部酸痛为宜。

# 膝关节反射区

| 功　　效 | 清利湿热，通调下焦。 |
| 主　　治 | 膝关节炎、半月板损伤、下肢屈伸不利。 |
| 定　　位 | 位于双足外侧骰骨与跟骨前缘所形成的凹陷处。 |
| 按摩手法 | 用单食指叩拳法顶压膝关节反射区2~5分钟，以局部酸痛为宜。 |

# 肘关节反射区

| 功　　效 | 熄风解痉，活络通窍。 |
| 主　　治 | 网球肘、肱骨内上髁炎、手臂麻木。 |
| 定　　位 | 位于双足外侧第五跖骨粗隆凸起的前后两侧。 |
| 按摩手法 | 用掐法掐按肘关节反射区2~5分钟，以局部酸痛为宜。 |

# 髋关节反射区

| 功　　效 | 通络止痛。 |
| 主　　治 | 坐骨神经痛、腰背痛。 |
| 定　　位 | 位于双足内踝下缘及外踝下缘，呈弧形区域。 |
| 按摩手法 | 用拇指指腹按压法按压髋关节反射区2~5分钟，以局部酸痛为宜。 |

# 内尾骨反射区

| 功　　效 | 祛风舒筋。 |
| 主　　治 | 坐骨神经痛、尾骨受伤后遗症。 |
| 定　　位 | 位于双足跟内侧，沿跟骨结节向后内侧呈"L"形区域。 |
| 按摩手法 | 用拇指指腹推压法推压内尾骨反射区2~5分钟，以局部酸痛为宜。 |

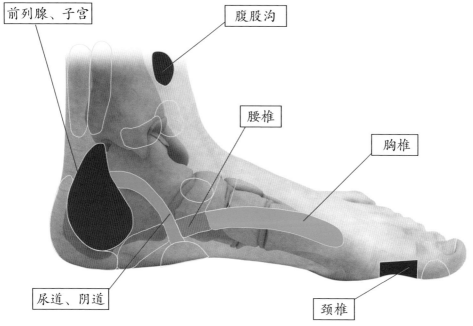

前列腺、子宫

腹股沟

腰椎

胸椎

尿道、阴道

颈椎

# 前列腺、子宫反射区

**┃功　效┃** 益气固肾，调经止带。

**┃主　治┃** 子宫肌瘤、子宫内膜炎。

**┃定　位┃** 前列腺、子宫反射区位于双足足跟骨内侧内踝后下方的类似三角形区域。

**┃按摩手法┃** 采用掐法掐按子宫反射区2~5分钟，以局部酸痛为宜。

# 胸椎反射区

**┃功　效┃** 理气散结。

**┃主　治┃** 胸椎间盘突出、胸闷、胸痛。

**┃定　位┃** 位于双足足弓内侧缘第一跖骨头下方到第一楔骨前。

**┃按摩手法┃** 用刮压法刮压胸椎反射区2~5分钟，以局部酸痛为宜。

# 腰椎反射区

| 功　　效 | 强筋健骨，益肾助阳。
| 主　　治 | 腰背酸痛、腰肌劳损、腰椎间盘突出、腰脊强痛。
| 定　　位 | 位于双足足弓内侧缘，第一楔骨至舟骨，前接胸椎反射区，后连骶骨反射区。
| 按摩手法 | 用刮压法刮压腰椎反射区2～5分钟，以局部酸痛为宜。

# 腹股沟反射区

| 功　　效 | 固肾滋阴。
| 主　　治 | 性功能低下、疝气、小腹胀痛。
| 定　　位 | 位于双足内踝尖上方二横指，胫骨内侧凹陷处。
| 按摩手法 | 用刮压法刮压腹股沟反射区2～5分钟，以局部酸痛为宜。

# 尿道、阴道反射区

| 功　　效 | 益气固肾，消肿利尿。
| 主　　治 | 阴道炎、白带异常、尿路感染。
| 定　　位 | 位于双足足跟内侧，自膀胱反射区向上斜穿子宫反射区的一条带状反射区。
| 按摩手法 | 用单食指叩拳法顶压尿道、阴道反射区2～5分钟，以局部酸痛为宜。

# 颈椎反射区

| 功　　效 | 理气活血。
| 主　　治 | 颈项僵硬、头晕、头痛、落枕。
| 定　　位 | 位于双足弓内侧，拇趾第二趾骨远端内侧1/2处。
| 按摩手法 | 用单食指叩拳法顶压颈椎反射区2～5分钟，以局部酸痛为宜。

足
趾
反
射
区

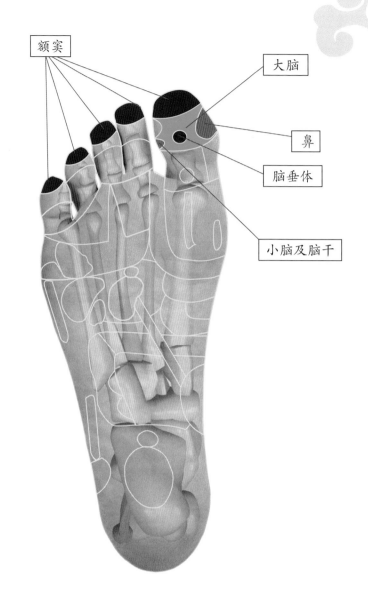

额窦
大脑
鼻
脑垂体
小脑及脑干

# 额窦反射区

| 功　　效 | 开窍聪耳，泻热活络。
| 主　　治 | 脑卒中、头痛、头晕、头重、失眠、眼耳口鼻疾病。
| 定　　位 | 位于10个脚趾的趾端约1厘米范围内。
| 按摩手法 | 用掐法掐按额窦反射区2~5分钟，以局部酸痛为宜。

# 脑垂体反射区

| 功 效 | 调经统血，平衡营养。 |
| 主 治 | 各种腺体功能失调及更年期综合征、糖尿症、高血压。 |
| 定 位 | 位于双拇趾趾腹中央隆起部位，在脑反射区深处。 |
| 按摩手法 | 用拇指指腹按压法按压脑垂体反射区2~5分钟，以局部酸痛为宜。 |

# 小脑及脑干反射区

| 功 效 | 清热散风，通络止痛。 |
| 主 治 | 高血压、脑震荡、失眠、平衡障碍、共济失调症。 |
| 定 位 | 位于双拇趾根部外侧靠近第二节趾骨处。 |
| 按摩手法 | 用拇指指腹按压法按压小脑及脑干反射区2~5分钟，以局部酸痛为宜。 |

# 鼻反射区

| 功 效 | 通利鼻窍。 |
| 主 治 | 鼻塞、流涕、鼻炎、上呼吸道感染。 |
| 定 位 | 位于双脚拇趾趾腹内侧延伸到拇趾趾甲的根部，第一趾间关节前。 |
| 按摩手法 | 用刮压法刮压鼻反射区2~5分钟，以局部酸痛为宜。 |

# 大脑反射区

| 功 效 | 清热解表，醒神开窍。 |
| 主 治 | 脑血栓、头晕、头痛、神经衰弱。 |
| 定 位 | 位于双脚拇趾趾腹全部。 |
| 按摩手法 | 用掐法掐按大脑反射区2~5分钟，以局部酸痛为宜。 |

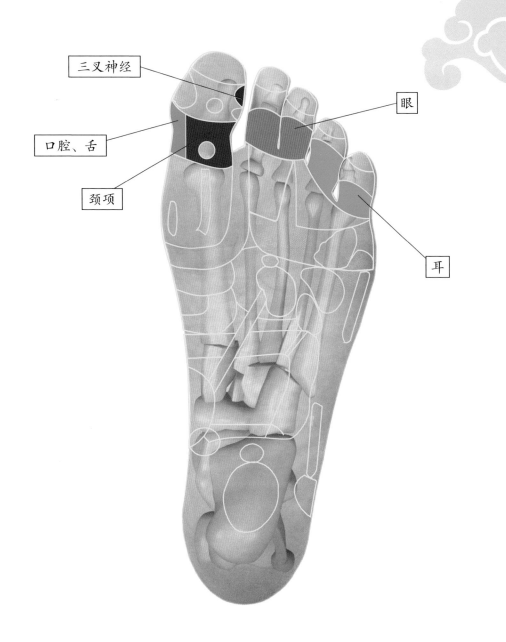

三叉神经

口腔、舌

颈项

眼

耳

# 三叉神经反射区

| 功　　效 | 祛风止痛，舒筋活络。 |
| 主　　治 | 面神经麻痹、感冒、失眠、神经痛。 |
| 定　　位 | 位于双足拇趾近第二趾的外侧，在小脑反射区的前方。 |
| 按摩手法 | 用单食指叩拳法顶压三叉神经反射区2~5分钟，以局部酸痛为宜。 |

# 耳反射区

| 功　　效 | 醒脑聪耳，益肾补肾。 |
| 主　　治 | 耳鸣、中耳炎、耳聋、重听、平衡障碍。 |
| 定　　位 | 位于双足第四趾与第五趾中部和根部，包括足底和足背两处。 |
| 按摩手法 | 用刮压法刮压耳反射区2～5分钟，以局部酸痛为宜。 |

# 口腔、舌反射区

| 功　　效 | 活血通络，消肿止痛。 |
| 主　　治 | 口腔溃疡、味觉异常、牙痛。 |
| 定　　位 | 位于双足拇趾第一节底部内缘，靠在第一关节下方，在血压点反射区的内侧。 |
| 按摩手法 | 用拇指指腹推压法推压口腔、舌反射区2～5分钟，以局部酸痛为宜。 |

# 眼反射区

| 功　　效 | 清肝明目，舒筋活络。 |
| 主　　治 | 结膜炎、近视、远视、白内障。 |
| 定　　位 | 位于双足第二趾和第三趾中部与根部，包括足底和足背两处。 |
| 按摩手法 | 用掐法掐按眼反射区2～5分钟，以局部酸痛为宜。 |

# 颈项反射区

| 功　　效 | 醒脑止痛，舒筋活络。 |
| 主　　治 | 颈项酸痛、头晕、落枕、高血压。 |
| 定　　位 | 位于双足拇趾根部横纹处。 |
| 按摩手法 | 用单食指叩拳法顶压颈项反射区2～5分钟，以局部酸痛为宜。 |

# 足掌反射区

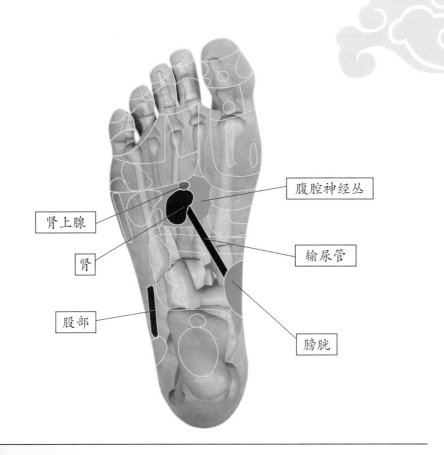

腹腔神经丛

肾上腺

输尿管

肾

膀胱

股部

## 腹腔神经丛反射区

| 功　　效 | 调经统血，健脾回阳。 |
| 主　　治 | 胃痉挛、腹胀、胸闷、腰酸背痛。 |
| 定　　位 | 位于双足足底第二至第四跖骨体处，分布在肾反射区周围的椭圆区域。 |
| 按摩手法 | 用拇指指腹按压法按压腹腔神经丛反射区2~5分钟，以酸痛为宜。 |

## 膀胱反射区

| 功　　效 | 活血通络，消肿止痛。 |
| 主　　治 | 泌尿系统疾病及膀胱疾病。 |
| 定　　位 | 位于双足脚掌底面与脚掌内侧交界处，足跟前方。 |
| 按摩手法 | 用单食指叩拳法顶压膀胱反射区2~5分钟，以局部酸痛为宜。 |

# 肾反射区

|功　　效| 补肾强腰，通利二便。

|主　　治| 肾炎、肾结石、腰痛、高血压。

|定　　位| 位于双足足底部，第二跖骨与第三跖骨体之间，近跖骨底处，蜷足时中央凹陷处。

|按摩手法| 用拇指指腹按压法按压肾反射区2～5分钟，以局部酸痛为宜。

# 输尿管反射区

|功　　效| 清利三焦，通便利腑。

|主　　治| 输尿管炎、高血压、动脉硬化、泌尿系统感染。

|定　　位| 位于双足底自肾脏反射区斜向内后方至足舟状骨内下方，约3.3厘米长，呈弧形带状区域。

|按摩手法| 用单食指叩拳法顶压输尿管反射区2～5分钟，以局部酸痛为宜。

# 肾上腺反射区

|功　　效| 消肿止痛，调理脏腑。

|主　　治| 各种炎症、哮喘、心律不齐、风湿症。

|定　　位| 位于双足足底部，第二、第三跖骨体之间，距离跖骨头近心端一拇指宽处，肾反射区前端。

|按摩手法| 用拇指指腹按压法按压肾上腺反射区2～5分钟，以局部酸痛为宜。

# 股部反射区

|功　　效| 舒筋健骨。

|主　　治| 腿脚屈伸不利、腿膝痿痹。

|定　　位| 位于双足足底外缘结节，后连臀部反射区。

|按摩手法| 用拇指指腹按压法按压股部反射区2～5分钟，以局部酸痛为宜。

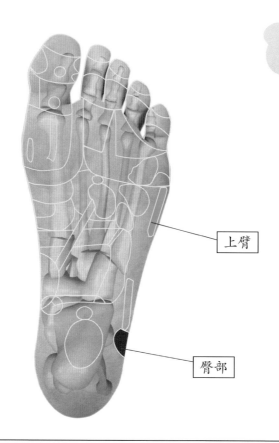

上臂

臀部

# 上臂反射区

| 功　　效 | 理气通络。 |
| 主　　治 | 手臂酸痛、手麻、网球肘。 |
| 定　　位 | 位于双足足底外缘腋窝反射区的下方，第五跖骨外侧的带状形区域。 |
| 按摩手法 | 用拇指指腹按压法按压上臂反射区2~5分钟，以局部酸痛为宜。 |

# 臀部反射区

| 功　　效 | 祛风通络。 |
| 主　　治 | 腰痛、膝冷、痿痹。 |
| 定　　位 | 位于双足足底跟骨结节外缘区域，连接股部反射区。 |
| 按摩手法 | 用掐法掐按臀部反射区2~5分钟，以局部酸痛为宜。 |

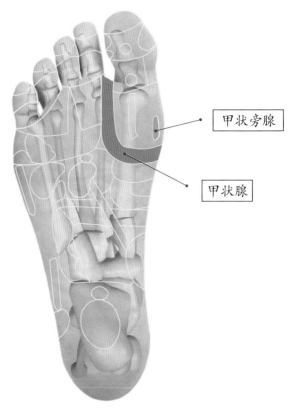

甲状旁腺

甲状腺

# 甲状腺反射区

| 功　　效 | 清心安神，通经活络。
| 主　　治 | 甲状腺功能亢进或低下、甲状腺炎、失眠。
| 定　　位 | 位于双足足底第一跖骨与第二跖骨之间前半部，并转而横跨第一跖骨中部，呈"L"形带状区域。
| 按摩手法 | 用拇指指腹按压法按压甲状腺反射区2~5分钟，以局部酸痛为宜。

# 甲状旁腺反射区

| 功　　效 | 清热熄风，醒神开窍。
| 主　　治 | 过敏、失眠、呕吐、癫痫发作。
| 定　　位 | 位于双足第一跖趾关节内侧前方的凹陷处。
| 按摩手法 | 用单食指叩拳法顶压甲状旁腺反射区2~5分钟，以局部酸痛为宜。

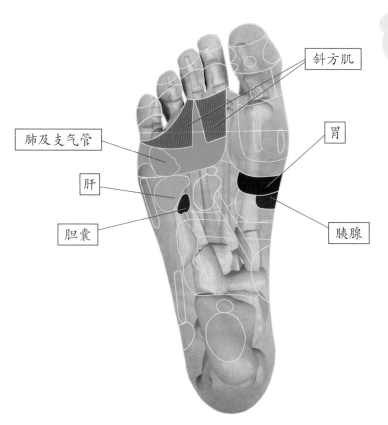

斜方肌

胃

肺及支气管

肝

胆囊

胰腺

# 斜方肌反射区

| 功　　效 | 疏经活络。
| 主　　治 | 肩周炎、颈肩背部疼痛、落枕、手麻。
| 定　　位 | 位于双足底眼反射区、耳反射区的近心端，呈一横指宽的带状区。
| 按摩手法 | 用拇指指腹按压法按压斜方肌反射区2～5分钟，以局部酸痛为宜。

# 胆囊反射区

| 功　　效 | 疏肝利胆，和胃降逆。
| 主　　治 | 胆囊炎、胆结石、便秘、食欲不振。
| 定　　位 | 位于右足足底第三、第四跖骨中段之间，肝反射区的下方。
| 按摩手法 | 用刮压法刮压胆囊反射区2～5分钟，以局部酸痛为宜。

# 肝反射区

|功　　效| 养肝明目。
|主　　治| 肝炎、肝硬化、食欲不振、眼病。
|定　　位| 位于右足足底第四跖骨与第五跖骨前段之间，在肺反射区的后方及足背上与该区域相对应的位置。
|按摩手法| 用单食指叩拳法顶压肝反射区2~5分钟，以局部酸痛为宜。

# 肺及支气管反射区

|功　　效| 散风活络，止咳化痰。
|主　　治| 肺炎、支气管炎、肺气肿、胸闷。
|定　　位| 位于双足斜方肌反射区的近心端，自甲状腺反射区向外到肩反射区处约一横指宽的带状区。支气管敏感带自肺反射区中部向第三趾延伸。
|按摩手法| 用拇指指腹按压法按压肺及支气管反射区2~5分钟，以酸痛为宜。

# 胰腺反射区

|功　　效| 生发胃气，燥化脾湿。
|主　　治| 消化不良、胰腺炎、糖尿病。
|定　　位| 位于双足足底第一跖骨体中下段，胃反射区与十二指肠反射区之间靠内侧。
|按摩手法| 用刮压法刮压胰腺反射区2~5分钟，以局部酸痛为宜。

# 胃反射区

|功　　效| 理气和胃，通经活络。
|主　　治| 胃痛、胃胀、恶心、急慢性胃炎。
|定　　位| 位于双足足底第一跖骨中部，甲状腺反射区下约一横指宽。
|按摩手法| 用单食指叩拳法顶压胃反射区2~5分钟，以局部酸痛为宜。

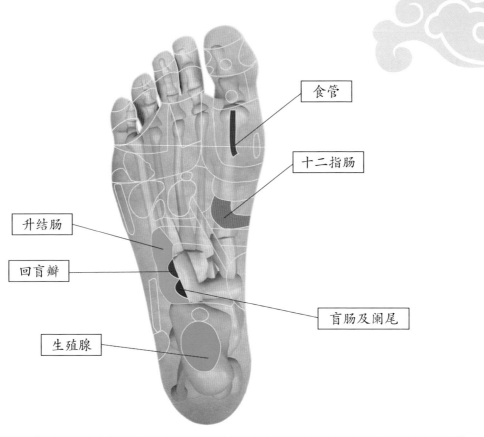

食管

十二指肠

升结肠

回盲瓣

盲肠及阑尾

生殖腺

# 十二指肠反射区

| 功　　效 | 和胃行水，理气止痛。 |
| 主　　治 | 十二指肠溃疡、消化不良、食欲不振、腹胀。 |
| 定　　位 | 位于双足足底第一跖骨底处，胰腺反射区的后外方。 |
| 按摩手法 | 用刮压法刮压十二指肠反射区2～5分钟，以局部酸痛为宜。 |

# 食管反射区

| 功　　效 | 宽胸降逆。 |
| 主　　治 | 食管炎、食管肿瘤。 |
| 定　　位 | 位于双足足底第一跖骨内与趾骨关节上下方，下接胃反射区。 |
| 按摩手法 | 用刮压法刮压食管反射区2～5分钟，以局部酸痛为宜。 |

# 生殖腺反射区

| 功　　效 | 清热利湿，益肾固带。 |
| 主　　治 | 性功能低下、不孕不育症、月经不调、痛经。 |
| 定　　位 | 位于双足足底跟骨中央处。 |
| 按摩手法 | 用拇指指腹推压法推压生殖腺反射区2～5分钟，以局部酸痛为宜。 |

# 盲肠及阑尾反射区

| 功　　效 | 清热和胃，消肿止痛。 |
| 主　　治 | 腹胀、腹泻、阑尾炎。 |
| 定　　位 | 位于右足足底跟骨前缘靠近外侧，与小肠及升结肠反射区连接。 |
| 按摩手法 | 用刮压法刮压盲肠及阑尾反射区2～5分钟，以局部酸痛为宜。 |

# 升结肠反射区

| 功　　效 | 调肠和胃、消积化滞。 |
| 主　　治 | 腹胀、腹泻、腹痛、便秘。 |
| 定　　位 | 位于右足足底，从跟骨前缘沿骰骨外侧至第五跖骨底部，在小肠反射区的外侧，与足外侧平行的带状区域。 |
| 按摩手法 | 用拇指指腹按压法按压升结肠反射区2～5分钟，以局部酸痛为宜。 |

# 回盲瓣反射区

| 功　　效 | 理气止痛。 |
| 主　　治 | 消化不良、反酸、胃痛。 |
| 定　　位 | 位于右足足底跟骨前缘靠近外侧，在盲肠反射区上方。 |
| 按摩手法 | 用拇指指腹推压法推压回盲瓣反射区2～5分钟，以局部酸痛为宜。 |

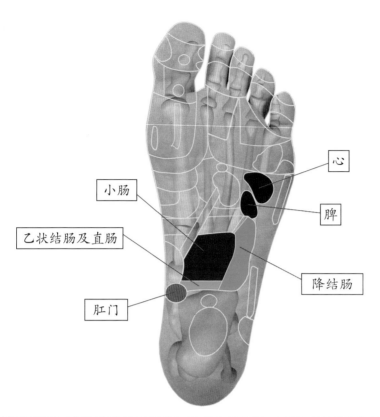

心

小肠

脾

乙状结肠及直肠

降结肠

肛门

# 脾反射区

**｜功　　效｜** 助阳健脾，通调肠气。

**｜主　　治｜** 消化不良、食欲不振、贫血。

**｜定　　位｜** 位于左足足底第四、第五跖骨之间，距心反射区下方约一横指处。

**｜按摩手法｜** 用拇指指腹推压法推压脾反射区2～5分钟，以局部酸痛为宜。

# 肛门反射区

**｜功　　效｜** 解痉止痛，调畅通淋。

**｜主　　治｜** 便秘、便血、脱肛、痔疮。

**｜定　　位｜** 位于左足足底跟骨前缘，乙状结肠及直肠反射区的末端。

**｜按摩手法｜** 用单食指叩拳法顶压肛门反射区2～5分钟，以局部酸痛为宜。

# 降结肠反射区

| 功　　效 | 调肠胃，固肾气。 |
| 主　　治 | 腹胀、腹泻、便秘、肠炎。 |
| 定　　位 | 位于左足足底中部第五跖骨底沿骰骨外缘至跟骨前缘，与足外侧平行的带状区域。 |
| 按摩手法 | 用刮压法刮压降结肠反射区2~5分钟，以局部酸痛为宜。 |

# 乙状结肠及直肠反射区

| 功　　效 | 理气和胃，通经活络。 |
| 主　　治 | 腹胀、腹泻、便秘、肠炎。 |
| 定　　位 | 位于左足足底跟骨前缘，呈一横带状区域。 |
| 按摩手法 | 用拇指指腹推压法推压乙状结肠及直肠反射区2~5分钟，以局部酸痛为宜。 |

# 小肠反射区

| 功　　效 | 清胃泻火，理气止痛。 |
| 主　　治 | 急慢性肠炎、消化不良、食欲不振、腹胀。 |
| 定　　位 | 位于双足足底中部凹入区域，被升结肠、横结肠、降结肠、乙状结肠及直肠等反射区所包围。 |
| 按摩手法 | 用单食指叩拳法顶压小肠反射区2~5分钟，以局部酸痛为宜。 |

# 心反射区

| 功　　效 | 理气止痛，强心通脉。 |
| 主　　治 | 心绞痛、胸闷、高血压、低血压。 |
| 定　　位 | 位于左足足底第四跖骨与第五跖骨前段之间，在肺反射区后方。 |
| 按摩手法 | 用拇指指腹按压法按压心反射区2~5分钟，以局部酸痛为宜。 |

# 足背反射区

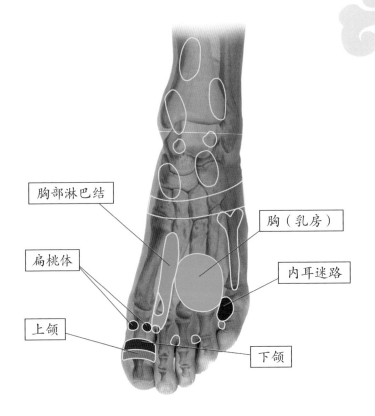

胸部淋巴结

胸（乳房）

扁桃体

内耳迷路

上颌

下颌

## 胸（乳房）反射区

| 功　　效 | 清心泻热，理气活络。 |
| --- | --- |
| 主　　治 | 胸闷、胸痛、乳腺炎、食道疾病。 |
| 定　　位 | 位于双足足背第二、第三、第四跖骨所形成的带状区域。 |
| 按摩手法 | 用拇指指腹推压法推压胸（乳房）反射区2~5分钟，以局部酸痛为宜。 |

## 胸部淋巴结反射区

| 功　　效 | 消肿止痛。 |
| --- | --- |
| 主　　治 | 发热、炎症、囊肿。 |
| 定　　位 | 位于双足足背第一跖骨及第二跖骨间缝处。 |
| 按摩手法 | 用单食指叩拳法顶压胸部淋巴结反射区2~5分钟，以局部酸痛为宜。 |

# 内耳迷路反射区

| 功　　效 | 清热祛火。 |
|---|---|
| 主　　治 | 头晕、耳鸣、晕动症、高血压。 |
| 定　　位 | 位于双足足背第四跖骨和第五跖骨骨缝的前端，止于第四、第五跖趾关节。 |
| 按摩手法 | 用单食指叩拳法顶压内耳迷路反射区2~5分钟，以局部酸痛为宜。 |

# 扁桃体反射区

| 功　　效 | 熄风宁神，利咽聪耳。 |
|---|---|
| 主　　治 | 扁桃体炎、上呼吸道感染。 |
| 定　　位 | 位于双足足背拇趾第二节上，肌腱左右两边。 |
| 按摩手法 | 用单食指叩拳法顶压扁桃体反射区2~5分钟，以局部酸痛为宜。 |

# 上颌反射区

| 功　　效 | 利咽消肿。 |
|---|---|
| 主　　治 | 颞颌关节紊乱综合征、牙周炎、口腔溃疡。 |
| 定　　位 | 位于双足足背拇趾趾间关节横纹上方的一条横带状区域。 |
| 按摩手法 | 用刮压法刮压上颌反射区2~5分钟，以局部酸痛为宜。 |

# 下颌反射区

| 功　　效 | 利咽消肿。 |
|---|---|
| 主　　治 | 颞颌关节紊乱综合征、牙周炎、口腔溃疡。 |
| 定　　位 | 位于双足足背拇趾趾间关节横纹后方一条横带状区域。 |
| 按摩手法 | 用单食指叩拳法顶压下颌反射区2~5分钟，以局部酸痛为宜。 |

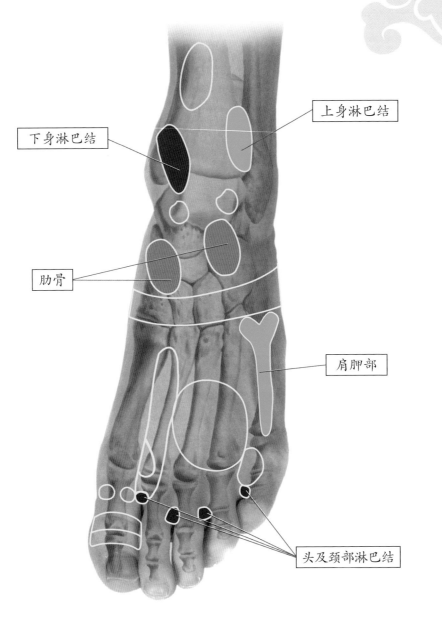

下身淋巴结

上身淋巴结

肋骨

肩胛部

头及颈部淋巴结

# 上身淋巴结反射区

| 功　　效 | 清热消肿止痛。

| 主　　治 | 发热、炎症、囊肿、水肿。

| 定　　位 | 位于双足足背外侧踝骨前，由距骨、骰骨构成的凹陷处。

| 按摩手法 | 用单食指叩拳法顶压上身淋巴结反射区2~5分钟，以酸痛为宜。

# 肋骨反射区

| 功　　效 | 宽胸理气。
| 主　　治 | 胸膜炎、胸闷。
| 定　　位 | 内侧肋骨反射区位于足背第一楔骨与舟骨间凹陷区域。外侧肋骨反射区位于骰骨、舟骨和距骨间凹陷区域。
| 按摩手法 | 用单食指叩拳法顶压肋骨反射区2~5分钟，以局部酸痛为宜。

# 头及颈部淋巴结反射区

| 功　　效 | 化痰消肿，舒筋活络。
| 主　　治 | 颈部淋巴结肿大、甲状腺肿大、牙痛、鼻炎。
| 定　　位 | 位于双足各趾间的趾骨根部，呈"凹"字形，分布在足底、足背两处。
| 按摩手法 | 用掐法掐按头及颈部淋巴结反射区2~5分钟，以局部酸痛为宜。

# 肩胛部反射区

| 功　　效 | 舒筋活络，祛风止痛。
| 主　　治 | 肩周炎、手臂酸痛、肩部损伤。
| 定　　位 | 位于双足足背沿第四跖骨与第五跖骨的近端1/2位置，并延伸到骰骨的一带状区域。
| 按摩手法 | 用刮压法刮压肩胛部反射区2~5分钟，以局部酸痛为宜。

# 下身淋巴结反射区

| 功　　效 | 消肿止痛。
| 主　　治 | 发热、各种炎症、囊肿。
| 定　　位 | 位于双足足背内侧踝骨前，由距骨、舟骨构成的凹陷处。
| 按摩手法 | 用刮压法刮压下身淋巴结反射区2~5分钟，以局部酸痛为宜。

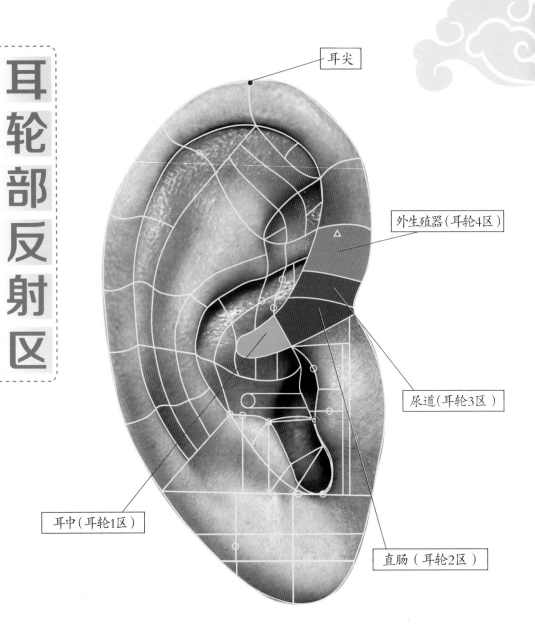

# 耳轮部反射区

耳尖

外生殖器（耳轮4区）

尿道（耳轮3区）

直肠（耳轮2区）

耳中（耳轮1区）

# 直肠反射区

| 功　　效 | 通调肠气。 |
| --- | --- |
| 主　　治 | 便秘、脱肛、痔疮、泄泻、脱肛、里急后重。 |
| 定　　位 | 位于耳轮脚棘前上方的耳轮处，即耳轮2区。 |
| 按摩手法 | 用搓摩法搓摩直肠反射区1~2分钟，以按摩部位发红或有酸胀感为宜。 |

# 尿道反射区

┃功　　效┃ 利水消痛。

┃主　　治┃ 尿急、尿痛、尿潴留、尿路感染。

┃定　　位┃ 位于直肠上方的耳轮处，即耳轮3区。

┃按摩手法┃ 用切按法切压尿道反射区1~2分钟，以按摩部位发红或有酸胀感为宜。

# 外生殖器反射区

┃功　　效┃ 清热散风，补益肾阳。

┃主　　治┃ 带下、外阴瘙痒、遗精、阳痿。

┃定　　位┃ 位于对耳轮下脚前方的耳轮处，即耳轮4区。

┃按摩手法┃ 用指摩法摩擦外生殖器反射区1~2分钟，以按摩部位发红或有酸胀感为宜。

# 耳尖反射区

┃功　　效┃ 明目安神，通经活络。

┃主　　治┃ 高血压、发热、急性结膜炎。

┃定　　位┃ 位于耳郭向前对折的上部尖端处，即耳轮6、耳轮7区交界处。

┃按摩手法┃ 用搓摩法搓摩耳尖反射区1~2分钟，以按摩部位发红或有酸胀感为宜。

# 耳中反射区

┃功　　效┃ 降逆止呕，清热凉血，利湿。

┃主　　治┃ 呃逆、胃痛、小儿遗尿。

┃定　　位┃ 位于耳轮脚处，即耳轮1区。

┃按摩手法┃ 用切按法切压耳中反射区1~2分钟，以按摩部位发红或有酸胀感为宜。

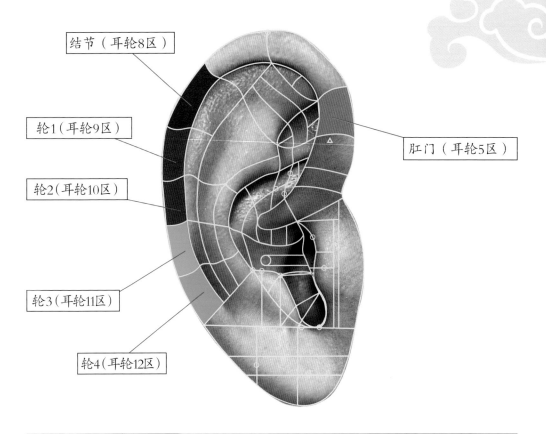

结节（耳轮8区）

轮1（耳轮9区）

轮2（耳轮10区）

轮3（耳轮11区）

轮4（耳轮12区）

肛门（耳轮5区）

# 结节反射区

| 功　　效 | 清热止痛。
| 主　　治 | 头晕、头痛、高血压。
| 定　　位 | 位于耳轮结节处，即耳轮8区。
| 按摩手法 | 用捏揉法揉动结节反射区1～2分钟，以按摩部位发红或有酸胀感为宜。

# 轮1反射区

| 功　　效 | 宣肺理气，清热解毒。
| 主　　治 | 发热、急性扁桃体炎、上呼吸道感染。
| 定　　位 | 位于耳轮结节下方的耳轮处，即耳轮9区。
| 按摩手法 | 用切按法切压轮1反射区1～2分钟，以发红或有酸胀感为宜。

# 轮2反射区

**┃功　　效┃** 宣肺理气，清热解毒。

**┃主　　治┃** 发热、急性扁桃体炎、上呼吸道感染。

**┃定　　位┃** 位于轮1区下方的耳轮处，即耳轮10区。

**┃按摩手法┃** 用切按法切压轮2反射区1~2分钟，以按摩部位发红或有酸胀感为宜。

# 轮3反射区

**┃功　　效┃** 宣肺理气，清热解毒。

**┃主　　治┃** 发热、上呼吸道感染、急性扁桃体炎。

**┃定　　位┃** 位于耳轮2区下方的耳轮处，即耳轮11区。

**┃按摩手法┃** 用切按法切压轮3反射区1~2分钟，以按摩部位发红或有酸胀感为宜。

# 轮4反射区

**┃功　　效┃** 宣肺理气，清热解毒。

**┃主　　治┃** 发热、上呼吸道感染、急性扁桃体炎。

**┃定　　位┃** 位于耳轮3区下方的耳轮处，即耳轮12区。

**┃按摩手法┃** 用切按法切压轮4反射区1~2分钟，以按摩部位发红或有酸胀感为宜。

# 肛门反射区

**┃功　　效┃** 解痉止痛，调畅通淋。

**┃主　　治┃** 便秘、脱肛、痔疮、里急后重。

**┃定　　位┃** 位于三角窝前的耳轮处，即耳轮5区。

**┃按摩手法┃** 用切按法切压肛门反射区1~2分钟，以发红或有酸胀感为宜。

# 耳垂部反射区

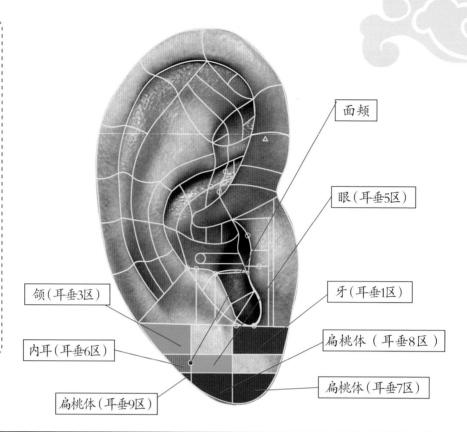

面颊

眼（耳垂5区）

颌（耳垂3区）

牙（耳垂1区）

内耳（耳垂6区）

扁桃体（耳垂8区）

扁桃体（耳垂9区）

扁桃体（耳垂7区）

## 颌反射区

| 功　　效 | 消炎镇痛，利关节。 |
| 主　　治 | 下颌淋巴结炎、牙痛、颞颌关节紊乱。 |
| 定　　位 | 位于耳垂正面后上部，即耳垂3区。 |
| 按摩手法 | 用搓摩法搓摩颌反射区1~2分钟，以按摩部位发红或有酸胀感为宜。 |

## 眼反射区

| 功　　效 | 清头明目。 |
| 主　　治 | 近视、结膜炎、麦粒肿、电光性眼炎，睑腺炎，视网膜炎。 |
| 定　　位 | 位于耳垂正面中央部，即耳垂5区。 |
| 按摩手法 | 用切按法切压眼反射区1~2分钟，以按摩部位发红或有酸胀感为宜。 |

# 面颊反射区

| 功　　效 | 舒筋活络，祛风止痛。 |
| 主　　治 | 口眼㖞斜、三叉神经痛、腮腺炎。 |
| 定　　位 | 位于耳垂正面眼区与内耳区之间，即耳垂5、耳垂6区交界处。 |
| 按摩手法 | 用搓摩法搓摩面颊反射区1~2分钟，以按摩部位发红或有酸胀感为宜。 |

# 扁桃体反射区

| 功　　效 | 清热解毒，消肿止痛。 |
| 主　　治 | 急、慢性扁桃体炎，咽喉炎，各种发热。 |
| 定　　位 | 位于耳垂正面下部，即耳垂7、耳垂8、耳垂9区。 |
| 按摩手法 | 用捏揉法揉动扁桃体反射区1~2分钟，以按摩部位发红或有酸胀感为宜。 |

# 内耳反射区

| 功　　效 | 醒脑聪耳。 |
| 主　　治 | 耳鸣、听力减退。 |
| 定　　位 | 位于耳垂正面后中部，即耳垂6区。 |
| 按摩手法 | 用切按法切压内耳反射区1~2分钟，以按摩部位发红或有酸胀感为宜。 |

# 牙反射区

| 功　　效 | 祛风止痛，舒筋活络。 |
| 主　　治 | 牙痛、牙周炎、低血压。 |
| 定　　位 | 位于耳垂正面前上部，即耳垂1区。 |
| 按摩手法 | 用搓摩法搓摩牙反射区1~2分钟，以按摩部位发红或有酸胀感为宜。 |

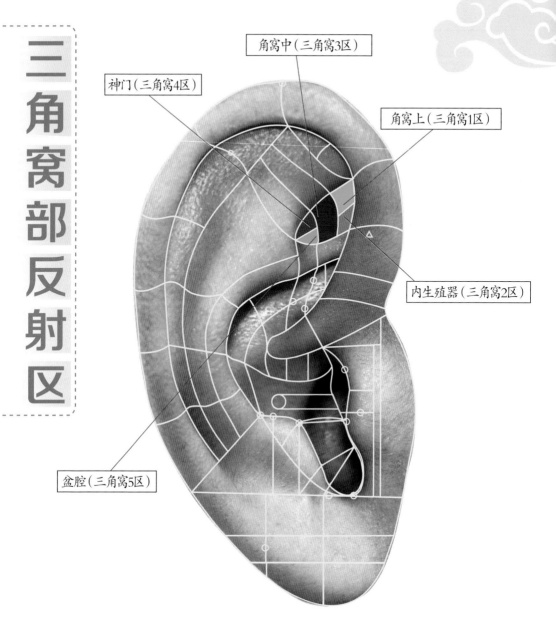

# 三角窝部反射区

角窝中（三角窝3区）

神门（三角窝4区）

角窝上（三角窝1区）

内生殖器（三角窝2区）

盆腔（三角窝5区）

# 神门反射区

| 功　效 | 醒脑开窍，镇静安神，清热解毒，祛风止痛。

| 主　治 | 癫狂、抑郁症、癔病、失眠、多梦、高血压病、急性腰扭伤、麦粒肿。

| 定　位 | 位于三角窝后1/3的上部，即三角窝4区。

| 按摩手法 | 用切按法切压神门反射区1~2分钟，以按摩部位发红或有酸胀感为宜。

# 内生殖器反射区

| 功　　效 | 补益肝肾，祛瘀止痛，调经止带。 |
| 主　　治 | 月经不调、痛经、遗精、阳痿。 |
| 定　　位 | 位于三角窝前1/3的下部，即三角窝2区。 |
| 按摩手法 | 用指摩法摩擦内生殖器反射区1~2分钟，以按摩部位发红或有酸胀感为宜。 |

# 角窝上反射区

| 功　　效 | 调经统血，熄风平肝潜阳。 |
| 主　　治 | 高血压病、头痛、眩晕。 |
| 定　　位 | 位于三角窝前1/3的上部，即三角窝1区。 |
| 按摩手法 | 用切按法切压角窝上反射区1~2分钟，以按摩部位发红或有酸胀感为宜。 |

# 角窝中反射区

| 功　　效 | 养血舒肝，止咳平喘。 |
| 主　　治 | 急、慢性肝炎，胁肋疼痛，咳喘，过敏性疾患。 |
| 定　　位 | 位于三角窝中1/3处，即三角窝3区。 |
| 按摩手法 | 用搓摩法搓摩角窝中反射区1~2分钟，以按摩部位发红或有酸胀感为宜。 |

# 盆腔反射区

| 功　　效 | 调经止痛，活血化瘀。 |
| 主　　治 | 痛经、闭经、盆腔炎。 |
| 定　　位 | 位于三角窝后1/3的下部，即三角窝5区。 |
| 按摩手法 | 用指摩法摩擦盆腔反射区1~2分钟，以按摩部位发红或有酸胀感为宜。 |

# 耳屏部反射区

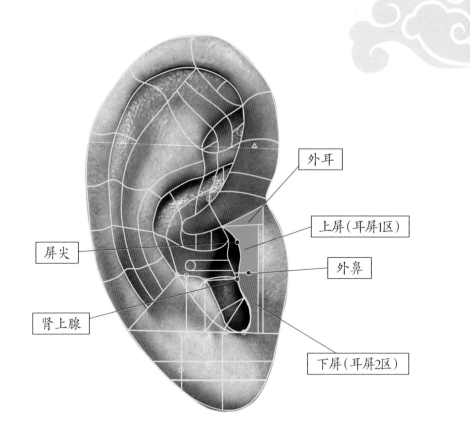

外耳

上屏 (耳屏1区)

屏尖

外鼻

肾上腺

下屏 (耳屏2区)

## 上屏反射区

| **功　　效** | 消炎祛脂、缩泉止渴。 |
| **主　　治** | 咽炎、肥胖、糖尿病、尿崩症、口干多饮。 |
| **定　　位** | 位于耳屏外侧面上1/2处，即耳屏1区。 |
| **按摩手法** | 采用搓摩法搓摩上屏反射区1~2分钟，以按摩部位发红或有酸胀感为宜。 |

## 外耳反射区

| **功　　效** | 聪耳开窍。 |
| **主　　治** | 耳鸣、听力减退。 |
| **定　　位** | 外耳反射区位于屏上切迹前方近耳轮部，即耳屏1区上缘处。 |
| **按摩手法** | 用切按法切压外耳反射区1~2分钟，以按摩部位发红或有酸胀感为宜。 |

# 屏尖反射区

| 功　　效 | 清热解毒止痛。 |
| 主　　治 | 各种原因引起的发热、疼痛、牙痛。 |
| 定　　位 | 位于耳屏游离缘上部尖端，即耳屏1区后缘处。 |
| 按摩手法 | 用切按法切压屏尖反射区1～2分钟，以按摩部位发红或有酸胀感为宜。 |

# 外鼻反射区

| 功　　效 | 活血通络，疏风开窍。 |
| 主　　治 | 鼻部疾患，如鼻塞、鼻出血、过敏性鼻炎、酒糟鼻、鼻部疖肿。 |
| 定　　位 | 位于耳屏外侧面中部，即耳屏1、耳屏2区之间。 |
| 按摩手法 | 用搓摩法搓摩外鼻反射区1～2分钟，以按摩部位发红或有酸胀感为宜。 |

# 肾上腺反射区

| 功　　效 | 培元固本，回阳固脱，祛风止痛，清热解毒。 |
| 主　　治 | 发热、各种炎症，如支气管炎、腮腺炎、风湿性关节炎。 |
| 定　　位 | 位于耳屏游离缘下部尖端，即耳屏2区后缘处。 |
| 按摩手法 | 用刮拭法刮拭肾上腺反射区1～2分钟，以按摩部位发红或有酸胀感为宜。 |

# 下屏反射区

| 功　　效 | 开窍通鼻、调理中焦。 |
| 主　　治 | 鼻炎、流涕、鼻窦炎、多食、甲状腺功能亢进、糖尿病、肥胖症。 |
| 定　　位 | 位于耳屏外侧面下1/2处，即耳屏2区。 |
| 按摩手法 | 用切按法切压下屏反射区1～2分钟，以按摩部位发红或有酸胀感为宜。 |

# 对耳轮部反射区

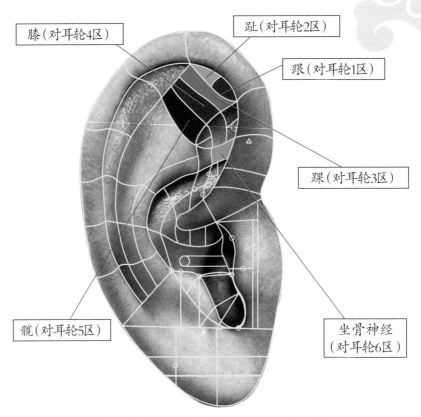

膝（对耳轮4区）
趾（对耳轮2区）
跟（对耳轮1区）
踝（对耳轮3区）
髋（对耳轮5区）
坐骨神经
（对耳轮6区）

## 趾反射区

| 功　　效 | 祛风、舒筋、止痛。
| 主　　治 | 甲沟炎、趾痛、足趾关节炎症、足趾瘙痒。
| 定　　位 | 位于耳尖下方的对耳轮上脚后上部，即对耳轮2区。
| 按摩手法 | 用切按法切压趾反射区1~2分钟，以按摩部位发红或有酸胀感为宜。

## 跟反射区

| 功　　效 | 舒筋止痛。
| 主　　治 | 足跟部的疾患，如各种原因引起的足跟痛、跟骨骨质增生。
| 定　　位 | 位于对耳轮上脚前上部，即对耳轮1区。
| 按摩手法 | 用切按法切压跟反射区1~2分钟，以按摩部位发红或有酸胀感为宜。

# 踝反射区

| 功　　效 | 祛风止痛。 |
|---|---|
| 主　　治 | 踝关节疾患，踝关节扭伤，踝关节炎。 |
| 定　　位 | 位于趾、跟区下方处，即对耳轮3区。 |
| 按摩手法 | 用搓摩法搓摩踝反射区1~2分钟，以按摩部位发红或有酸胀感为宜。 |

# 膝反射区

| 功　　效 | 祛湿镇痛。 |
|---|---|
| 主　　治 | 膝关节疾患及下肢活动障碍，如风湿性关节炎、膝部肿痛。 |
| 定　　位 | 位于对耳轮上脚中1/3处，即对耳轮4区。 |
| 按摩手法 | 用搓摩法搓摩膝反射区1~2分钟，以按摩部位发红或有酸胀感为宜。 |

# 坐骨神经反射区

| 功　　效 | 舒筋活血止痛。 |
|---|---|
| 主　　治 | 坐骨神经痛、腰骶部疾患。 |
| 定　　位 | 位于对耳轮下脚的前2/3处，即对耳轮6区。 |
| 按摩手法 | 用指摩法摩擦坐骨神经反射区1~2分钟，以按摩部位发红或有酸胀感为宜。 |

# 髋反射区

| 功　　效 | 舒筋活络止痛。 |
|---|---|
| 主　　治 | 坐骨神经痛、臀部疼痛。 |
| 定　　位 | 位于对耳轮上脚的下1/3处，即对耳轮5区。 |
| 按摩手法 | 用切按法切压髋反射区1~2分钟，以按摩部位发红或有酸胀感为宜。 |

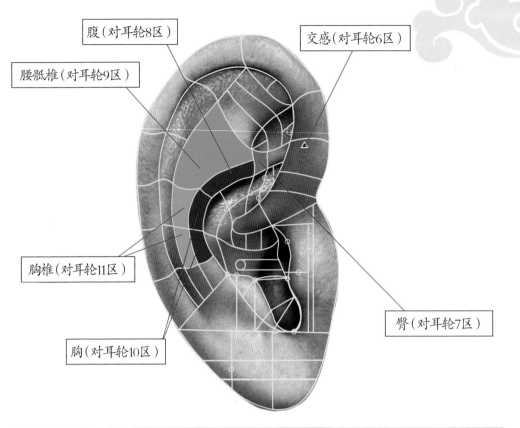

腹（对耳轮8区）

交感（对耳轮6区）

腰骶椎（对耳轮9区）

胸椎（对耳轮11区）

臀（对耳轮7区）

胸（对耳轮10区）

# 交感反射区

| 功　效 | 和胃祛痛，镇静安神，调节自主神经功能。
| 主　治 | 失眠、内脏器官神经官能症、胃肠痉挛、胃痛。
| 定　位 | 位于对耳轮下脚前端与耳轮内缘交界处，即对耳轮6区前端。
| 按摩手法 | 用搓摩法搓摩交感反射区1～2分钟，以按摩部位发红或有酸胀感为宜。

# 臀反射区

| 功　效 | 疏经活络，祛风止痛。
| 主　治 | 坐骨神经痛、臀骶痛。
| 定　位 | 位于对耳轮下脚的后1/3处，即对耳轮7区。
| 按摩手法 | 用捏揉法揉动臀反射区1～2分钟，以按摩部位发红或有酸胀感为宜。

# 腹反射区

| 功　　效 | 调肠胃，消积滞。 |
| 主　　治 | 腹部疾病，如腹痛、腹泻、腹胀。 |
| 定　　位 | 位于对耳轮体前部上2/5处，即对耳轮8区。 |
| 按摩手法 | 用切按法切压腹反射区1~2分钟，以按摩部位发红或有酸胀感为宜。 |

# 腰骶椎反射区

| 功　　效 | 补肾强腰，理气止痛。 |
| 主　　治 | 腰骶部及下肢的各种疾患、坐骨神经痛、腰骶痛、腹痛。 |
| 定　　位 | 位于腹区后方，即对耳轮9区。 |
| 按摩手法 | 用切按法切压腰骶椎反射区1~2分钟，以按摩部位发红或有酸胀感为宜。 |

# 胸反射区

| 功　　效 | 疏经活络，祛瘀止痛。 |
| 主　　治 | 胸部疾患，如乳腺炎、产后缺乳、胸胁痛。 |
| 定　　位 | 位于对耳轮体前部中2/5处，即对耳轮10区。 |
| 按摩手法 | 用搓摩法搓摩胸反射区1~2分钟，以按摩部位发红或有酸胀感为宜。 |

# 胸椎反射区

| 功　　效 | 舒筋活络止痛。 |
| 主　　治 | 胸椎病变，如胸背部扭挫伤、胸椎退行性变、胸背部的疼痛。 |
| 定　　位 | 位于胸区后方，即对耳轮11区。 |
| 按摩手法 | 用指摩法搓摩胸反射区1~2分钟，以按摩部位发红或有酸胀感为宜。 |

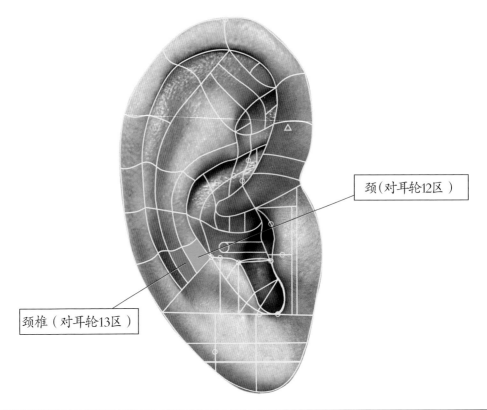

颈（对耳轮12区）

颈椎（对耳轮13区）

# 颈椎反射区

| 功　效 | 醒神开窍，舒利关节。 |
| 主　治 | 颈椎病、落枕、项背部疼痛、肩周炎、甲状腺疾病。 |
| 定　位 | 位于颈区后方，即对耳轮13区。 |
| 按摩手法 | 用切按法切压颈椎反射区1～2分钟，以按摩部位发红或有酸胀感为宜。 |

# 颈反射区

| 功　效 | 醒神开窍，舒利关节。 |
| 主　治 | 落枕、颈椎病、头晕、耳鸣。 |
| 定　位 | 位于对耳轮体前部下1/5处，即对耳轮12区。 |
| 按摩手法 | 用搓摩法搓摩颈反射区1～2分钟，以按摩部位发红或有酸胀感为宜。 |

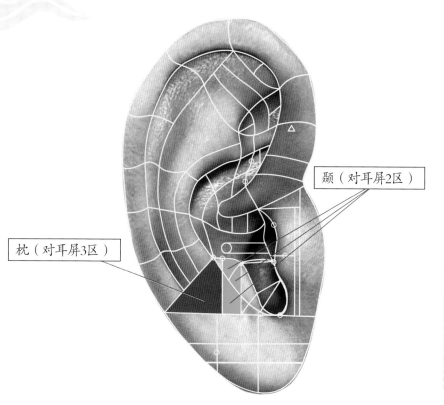

颞（对耳屏2区）

枕（对耳屏3区）

# 枕反射区

| 功　　效 | 清心安神。
| 主　　治 | 头痛、恶心、晕动症。
| 定　　位 | 位于对耳屏外侧面的后部，即对耳屏3区。
| 按摩手法 | 用刮拭法刮拭枕反射区1～2分钟，以按摩部位发红或有酸胀感为宜。

# 颞反射区

| 功　　效 | 安神定志，治耳疾。
| 主　　治 | 眩晕、偏头痛、耳鸣。
| 定　　位 | 位于对耳屏外侧面的中部，即对耳屏2区。
| 按摩手法 | 用切按法切压颞反射区1～2分钟，以按摩部位发红或有酸胀感为宜。

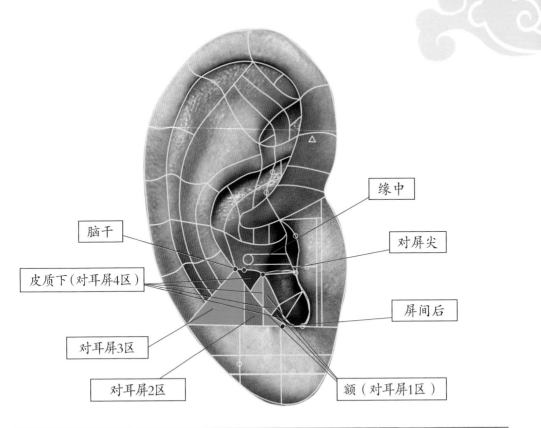

缘中

脑干

对屏尖

皮质下（对耳屏4区）

屏间后

对耳屏3区

对耳屏2区

额（对耳屏1区）

# 屏间后反射区

| 功　　效 | 明目安神。

| 主　　治 | 近视、青光眼、麦粒肿、屈光不正、视网膜炎、睑腺炎。

| 定　　位 | 位于屏间切迹后方对耳屏前下部，即对耳屏1区下缘处。

| 按摩手法 | 用搓摩法搓摩屏间后反射区1~2分钟，以按摩部位发红或有酸胀感为宜。

# 额反射区

| 功　　效 | 镇静止痛，养心安神。

| 主　　治 | 头痛、头晕、失眠、多梦、前额痛、近视眼。

| 定　　位 | 位于对耳屏外侧面的前部，即对耳屏1区。

| 按摩手法 | 用切按法切压额反射区1~2分钟，以按摩部位发红或有酸胀感为宜。

# 缘中反射区

┃功　　效┃ 开窍镇痛，填精补髓，活血化瘀。

┃主　　治┃ 脑部疾患，如三叉神经痛、偏头痛，月经过多，遗尿。

┃定　　位┃ 位于对耳屏游离缘上，对屏尖与轮屏切迹之中点处，即对耳屏2区、对耳屏3区、对耳屏4区交点处。

┃按摩手法┃ 用搓摩法搓摩缘中反射区1~2分钟，以按摩部位发红或有酸胀感为宜。

# 脑干反射区

┃功　　效┃ 安神定志，平肝熄风。

┃主　　治┃ 感冒、眩晕、头痛、失眠、中风、抽搐、偏瘫。

┃定　　位┃ 位于轮屏切迹处，即对耳屏3区、对耳屏4区之间。

┃按摩手法┃ 用切按法切压脑干反射区1~2分钟，以按摩部位发红或有酸胀感为宜。

# 对屏尖反射区

┃功　　效┃ 宣肺止咳镇痛。

┃主　　治┃ 哮喘、咳嗽、偏头痛、腮腺炎。

┃定　　位┃ 位于对耳屏游离缘的尖端，即对耳屏1、对耳屏2区、对耳屏4区交点处。

┃按摩手法┃ 用切按法切压对屏尖反射区1~2分钟，以有酸胀感为宜。

# 皮质下反射区

┃功　　效┃ 清头明目，通经活络，回阳救逆。

┃主　　治┃ 失眠、健忘、多梦、神经衰弱、近视、癔病、昏厥、休克。

┃定　　位┃ 位于对耳屏内侧面，即对耳屏4区。

┃按摩手法┃ 用刮拭法刮拭皮质下反射区1~2分钟，以按摩部位发红或有酸胀感为宜。

# 耳甲部反射区

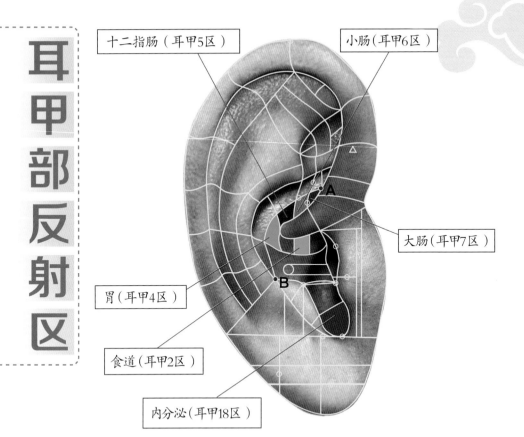

十二指肠（耳甲5区）
小肠（耳甲6区）
大肠（耳甲7区）
胃（耳甲4区）
食道（耳甲2区）
内分泌（耳甲18区）

A
B

## 胃反射区

| 功　　效 | 和胃降逆。 |
| 主　　治 | 胃部疾患，如胃溃疡、胃炎、消化不良、恶心呕吐。 |
| 定　　位 | 位于耳轮脚消失处，即耳甲4区。 |
| 按摩手法 | 用切按法切压胃反射区1～2分钟，以按摩部位发红或有酸胀感为宜。 |

## 食道反射区

| 功　　效 | 宽胸利膈清咽。 |
| 主　　治 | 食管疾患，如癔病性吞咽困难、食管炎及恶心、呕吐、胸闷。 |
| 定　　位 | 位于耳轮脚下方中1/3处，即耳甲2区。 |
| 按摩手法 | 用搓摩法搓摩食道反射区1～2分钟，以按摩部位发红或有酸胀感为宜。 |

# 大肠反射区

| 功　　效 | 消食通便，调理气血。 |
| 主　　治 | 肠腑疾患，如便秘、腹泻、痔疮、痢疾，皮肤瘙痒，咳嗽。 |
| 定　　位 | 位于耳轮脚及部分耳轮与AB线之间的前1/3处，即耳甲7区。 |
| 按摩手法 | 用搓摩法搓摩大肠反射区1~2分钟，以按摩部位发红或有酸胀感为宜。 |

# 内分泌反射区

| 功　　效 | 清热解毒，祛风止痒，除湿止痛。 |
| 主　　治 | 内分泌失调引起的各种疾患，如月经不调、更年期综合征。 |
| 定　　位 | 位于屏间切迹内，耳甲腔的底部，即耳甲18区。 |
| 按摩手法 | 用指摩法摩擦内分泌反射区1~2分钟，以按摩部位发红或有酸胀感为宜。 |

# 十二指肠反射区

| 功　　效 | 理气止痛。 |
| 主　　治 | 十二指肠溃疡、幽门痉挛、上腹痛。 |
| 定　　位 | 位于耳轮脚及部分耳轮与AB线之间的后1/3处，即耳甲5区。 |
| 按摩手法 | 用切按法切压十二指肠反射区1~2分钟，以按摩部位发红或有酸胀感为宜。 |

# 小肠反射区

| 功　　效 | 消食化滞，理气止痛。 |
| 主　　治 | 消化不良、胃肠炎、肠胀气、阑尾炎、心律失常、腹痛、腹泻。 |
| 定　　位 | 位于耳轮脚及部分耳轮与AB线之间的中1/3处，即耳甲6区。 |
| 按摩手法 | 用切按法切压小肠反射区1~2分钟，以按摩部位发红或有酸胀感为宜。 |

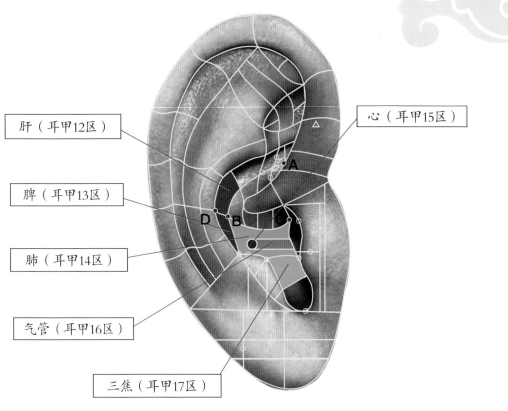

肝（耳甲12区）

心（耳甲15区）

脾（耳甲13区）

肺（耳甲14区）

气管（耳甲16区）

三焦（耳甲17区）

# 肝反射区

| **功　　效** | 保肝利胆，清头明目。
| **主　　治** | 急、慢性肝炎，胆囊炎，胆石症，肝郁胁痛，高血压，经前综合征。
| **定　　位** | 位于耳甲艇的后下部，即耳甲12区。
| **按摩手法** | 用刮拭法刮拭肝反射区1~2分钟，以按摩部位发红或有酸胀感为宜。

# 脾反射区

| **功　　效** | 健脾化湿，理气解痉。
| **主　　治** | 脾胃功能失调引起的疾患，如腹泻、消化不良，眩晕。
| **定　　位** | 位于BD线下方，耳甲腔的后上部，即耳甲13区。
| **按摩手法** | 用搓摩法搓摩脾反射区1~2分钟，以按摩部位发红或有酸胀感为宜。

# 肺反射区

| 功　　效 | 养肺护咽利气。 |
| 主　　治 | 支气管炎、感冒、急慢性气管炎、哮喘。 |
| 定　　位 | 位于心、气管反射区周围处，即耳甲14区。 |
| 按摩手法 | 用切按法切压肺反射区1~2分钟，以按摩部位发红或有酸胀感为宜。 |

# 心反射区

| 功　　效 | 疏通心络，调理气血，宁心安神。 |
| 主　　治 | 心血管疾患，如冠心病、心绞痛、高血压病、贫血、无脉症。 |
| 定　　位 | 位于耳甲腔正中凹陷处，即耳甲15区。 |
| 按摩手法 | 用切按法切压心反射区1~2分钟，以按摩部位发红或有酸胀感为宜。 |

# 三焦反射区

| 功　　效 | 调三焦，利水道。 |
| 主　　治 | 水肿、小便不利、便秘、腹泻、单纯性肥胖。 |
| 定　　位 | 位于外耳门后下，肺与内分泌区之间，即耳甲17区。 |
| 按摩手法 | 用切按法切压三焦反射区1~2分钟，以按摩部位发红或有酸胀感为宜。 |

# 气管反射区

| 功　　效 | 宣肺止咳，平喘化痰。 |
| 主　　治 | 气管炎、咳嗽、哮喘、感冒、咽喉炎。 |
| 定　　位 | 位于心区与外耳门之间，即耳甲16区。 |
| 按摩手法 | 用切按法切压气管反射区1~2分钟，以按摩部位发红或有酸胀感为宜。 |

# 耳舟部反射区

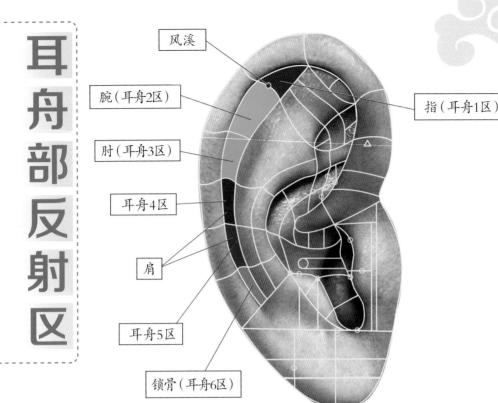

风溪

腕（耳舟2区）

肘（耳舟3区）

耳舟4区

肩

耳舟5区

锁骨（耳舟6区）

指（耳舟1区）

## 指反射区

| 功　　效 | 疏经活络利指。 |
| 主　　治 | 手指及指关节疾患，如甲沟炎、手指麻木。 |
| 定　　位 | 位于耳舟上方处，即耳舟1区。 |
| 按摩手法 | 用捏揉法揉动指反射区1~2分钟，以按摩部位发红或有酸胀感为宜。 |

## 腕反射区

| 功　　效 | 疏经活络利腕。 |
| 主　　治 | 腕部疾患，如腕部扭伤、腕部疼痛。 |
| 定　　位 | 位于指区的下方处，即耳舟2区。 |
| 按摩手法 | 用切按法切压腕反射区1~2分钟，以按摩部位发红或有酸胀感为宜。 |

# 肘反射区

| 功　　效 | 疏经活络，利关节。 |
| --- | --- |
| 主　　治 | 肘关节部疾患，如网球肘、肱骨外上髁炎。 |
| 定　　位 | 位于腕区的下方处，即耳舟3区。 |
| 按摩手法 | 用搓摩法搓摩肘反射区1~2分钟，以按摩部位发红或有酸胀感为宜。 |

# 风溪反射区

| 功　　效 | 祛风止痒，抗过敏。 |
| --- | --- |
| 主　　治 | 过敏性鼻炎、哮喘、荨麻疹。 |
| 定　　位 | 风溪反射区位于耳轮结节前方，指区与腕区之间，即耳舟1、耳舟2区交界处。 |
| 按摩手法 | 用捏揉法揉动风溪反射区1~2分钟，以按摩部位发红或有酸胀感为宜。 |

# 锁骨反射区

| 功　　效 | 疏经活络，利关节，止痛。 |
| --- | --- |
| 主　　治 | 肩周炎、颈椎病、肩背部疼痛、锁骨区域疼痛。 |
| 定　　位 | 锁骨反射区位于肩区的下方处，即耳舟6区。 |
| 按摩手法 | 用切按法切压锁骨反射区1~2分钟，以按摩部位发红或有酸胀感为宜。 |

# 肩反射区

| 功　　效 | 舒筋活络止痛。 |
| --- | --- |
| 主　　治 | 落枕、肩关节疼痛。 |
| 定　　位 | 肩反射区位于肘区的下方处，即耳舟4、耳舟5区。 |
| 按摩手法 | 用切按法切压肩反射区1~2分钟，以按摩部位发红或有酸胀感为宜。 |

# 耳背部反射区

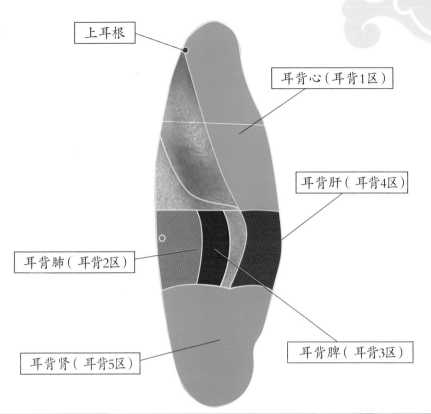

上耳根

耳背心（耳背1区）

耳背肝（耳背4区）

耳背肺（耳背2区）

耳背脾（耳背3区）

耳背肾（耳背5区）

## 耳背脾反射区

| 功　　效 | 健脾渗湿。
| 主　　治 | 腹胀、腹泻、胃痛、消化不良。
| 定　　位 | 位于耳背中央部，即耳背3区。
| 按摩手法 | 用切按法切压耳背脾反射区1~2分钟，以按摩部位发红或有酸胀感为宜。

## 耳背肺反射区

| 功　　效 | 平喘止痛。
| 主　　治 | 哮喘、胃痛。
| 定　　位 | 位于耳背中内部，即耳背2区。
| 按摩手法 | 用切按法切压耳背肺反射区1~2分钟，以皮肤发红或有酸胀感为宜。

# 耳背心反射区

**┃功　　效┃** 清心安神。

**┃主　　治┃** 心悸、多梦、失眠。

**┃定　　位┃** 位于耳背上部，即耳背1区。

**┃按摩手法┃** 用切按法切压耳背心反射区1~2分钟，以按摩部位发红或有酸胀感为宜。

# 耳背肝反射区

**┃功　　效┃** 疏肝利胆，清头明目。

**┃主　　治┃** 肝炎、肝硬化、胆囊炎。

**┃定　　位┃** 位于耳背中外部，即耳背4区。

**┃按摩手法┃** 用切按法切压耳背肝反射区1~2分钟，以按摩部位发红或有酸胀感为宜。

# 耳背肾反射区

**┃功　　效┃** 固本培元，滋阴降火。

**┃主　　治┃** 因阴虚阳亢引起的失眠、眩晕、多梦、头痛及月经不调。

**┃定　　位┃** 位于耳背下部，即耳背5区。

**┃按摩手法┃** 用切按法切压耳背肾反射区1~2分钟，以按摩部位发红或有酸胀感为宜。

# 上耳根反射区

**┃功　　效┃** 宽胸定喘。

**┃主　　治┃** 鼻出血、哮喘。

**┃定　　位┃** 位于耳郭与头部相连的最上处。

**┃按摩手法┃** 用指摩法摩擦上耳根反射区1~2分钟，以皮肤发红或有酸胀感为宜。

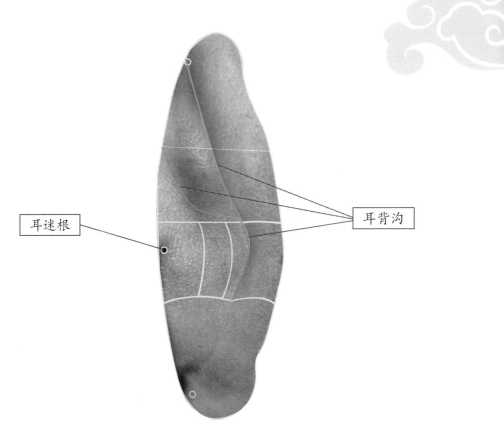

耳迷根

耳背沟

# 耳背沟反射区

**┃功　效┃** 平肝熄风，舒畅血管。

**┃主　治┃** 高血压病、神经血管性头痛、眩晕。

**┃定　位┃** 位于对耳轮沟和对耳轮上、下脚沟处。

**┃按摩手法┃** 用切按法切压耳背沟反射区1~2分钟，以按摩部位发红或有酸胀感
为宜。

# 耳迷根反射区

**┃功　效┃** 和胃降逆，化痰宁神。

**┃主　治┃** 胃痛、腹痛、腹泻、胆囊炎。

**┃定　位┃** 位于耳轮脚后沟的耳根处。

**┃按摩手法┃** 用切按法切压耳迷根反射区1~2分钟，以皮肤发红或有酸胀感为宜。

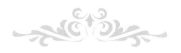

# Part 3
# 病按反射区，消除常见病

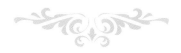

头痛、感冒、咳嗽、牙痛等常见病常作为不速之客来侵扰我们的身体，面对这些常见病，我们如何才能在不打针吃药的情况下解决呢？其实按摩手足耳反射区就能够起到调节腑脏，使人体气血达到阴阳平衡，有效地改善和消除身体疾病的目的。

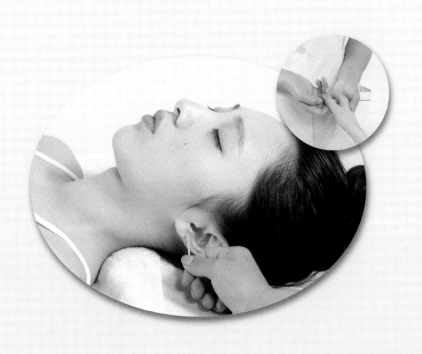

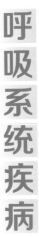

呼吸系统疾病

# 感冒

## 风寒风热辨证疗

**|治疗感冒的手足耳反射区|**

鼻

肺及支气管

神门

少商穴

合谷穴

耳背肺

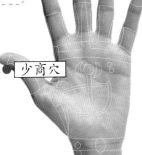

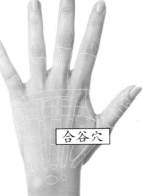

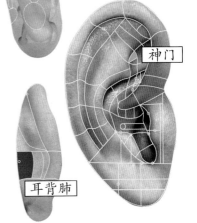

---

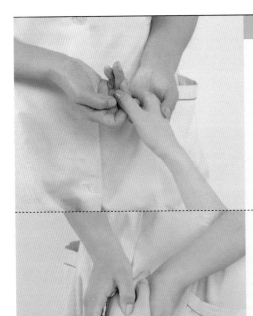

# 手部反射区

## ①少商穴

『定位』 位于手拇指末节桡侧，距指甲角0.1寸（指寸）。

『按摩』 用掐法掐按少商穴1~2分钟，以局部酸痛为宜。

---

## ②合谷穴

『定位』 位于手背，第一、第二掌骨间，当第二掌骨桡侧的中点处。

『按摩』 用指按法按压合谷穴1~2分钟，以局部酸痛为宜。

## 足部反射区

### ①肺及支气管反射区

『定位』 位于双足斜方肌反射区的近心端，自甲状腺反射区向外到肩反射区处约一横指宽的带状区。

『按摩』 用刮压法刮压肺及支气管反射区2~5分钟，以局部酸痛为宜。

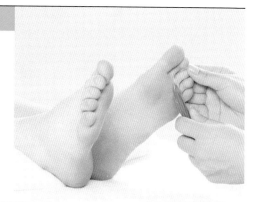

### ②鼻反射区

『定位』 位于双脚拇趾趾腹内侧延伸到拇趾趾甲的根部，第一趾间关节前。

『按摩』 用掐法掐按鼻反射区2~5分钟，以局部酸痛为宜。

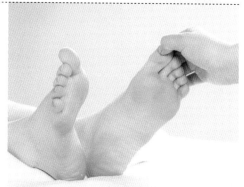

## 耳部反射区

### ①耳背肺反射区

『定位』 位于耳背中内部，即耳背2区。

『按摩』 采用切按法切压耳背肺反射区1~2分钟，以按摩部位发红或有酸胀感为宜。

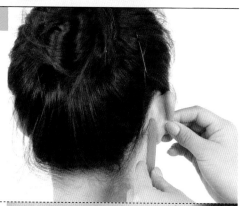

### ②神门反射区

『定位』 位于三角窝后1/3的上部，即三角窝4区。

『按摩』 用切按法切压神门反射区1~2分钟，以按摩部位发红或有酸胀感为宜。

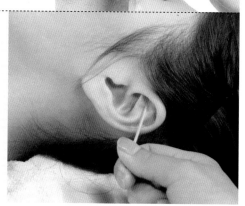

# 哮喘
## 喘息气促呼吸难

**┃治疗哮喘的手足耳反射区┃**

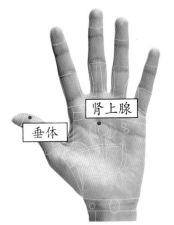

垂体

肾上腺

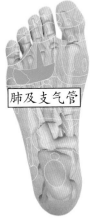

肺及支气管

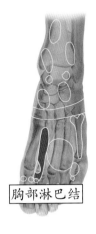

胸部淋巴结

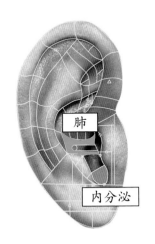

肺

内分泌

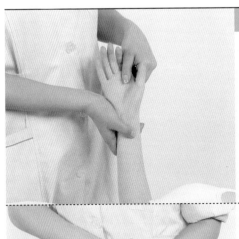

## 手部反射区

### ①肾上腺反射区

『定位』 位于双手掌面第二、第三掌骨之间，距离第二、第三掌骨头1.5~2厘米处。

『按摩』 用指揉法按揉肾上腺反射区1~2分钟，以局部酸痛为宜。

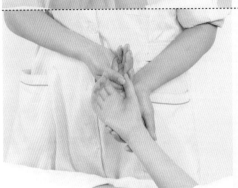

### ②垂体反射区

『定位』 位于双手拇指指腹中央，位于大脑反射区深处。

『按摩』 用指揉法揉按垂体反射区1~2分钟，以局部酸痛为宜。

## 足部反射区

### ①肺及支气管反射区

『定位』 位于双足斜方肌反射区的近心端，自甲状腺反射区向外到肩反射区处约一横指宽的带状区。支气管敏感带自肺反射区中部向第三趾延伸。

『按摩』 用刮压法刮压肺及支气管反射区2~5分钟，以局部酸痛为宜。

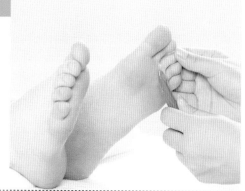

### ②胸部淋巴结反射区

『定位』 位于双足足背第一跖骨及第二跖骨间缝处。

『按摩』 用拇指指腹按压法按压胸部淋巴结反射区2~5分钟，以局部酸痛为宜。

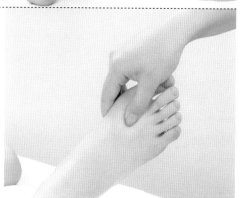

## 耳部反射区

### ①内分泌反射区

『定位』 位于屏间切迹内，耳甲腔的底部，即耳甲18区。

『按摩』 用切按法切压内分泌反射区1~2分钟，以按摩部位发红或有酸胀感为宜。

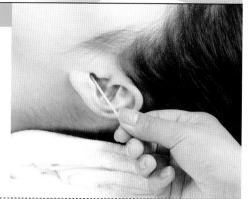

### ②肺反射区

『定位』 位于心、气管反射区周围处，即耳甲14区。

『按摩』 采用切按法切压肺反射区1~2分钟，以按摩部位发红或有酸胀感为宜。

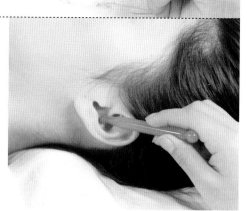

# 咳嗽

## 咽痛气喘尚有痰

**| 治疗咳嗽的手足耳反射区 |**

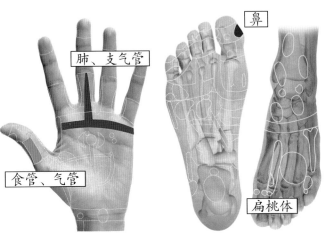

鼻

肺、支气管

食管、气管

扁桃体

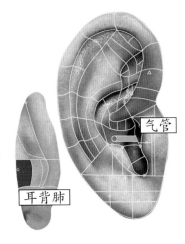

气管

耳背肺

## 手部反射区

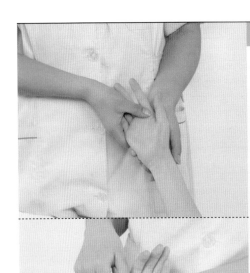

### ①肺、支气管反射区

『定位』 位于双手掌面，横跨第二、第三、第四、第五掌骨，靠近掌指关节区域。

『按摩』 用指按法按压肺、支气管反射区1～2分钟，以局部酸痛为宜。

### ②食管、气管反射区

『定位』 位于双手拇指近节指骨桡侧，赤白肉际处。

『按摩』 用指按法按压食管、气管反射区1～2分钟，以局部酸痛为宜。

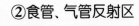

## 足部反射区

### ①鼻反射区

『定位』 位于双脚拇趾趾腹内侧延伸到拇趾趾甲的根部，第一趾间关节前。

『按摩』 用掐法掐按鼻反射区2~5分钟，以局部酸痛为宜。

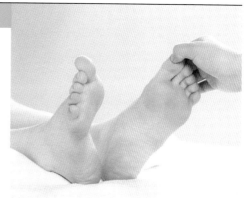

### ②扁桃体反射区

『定位』 位于双足足背拇趾第二节上，肌腱左右两边。

『按摩』 用掐法掐按扁桃体反射区2~5分钟，以局部酸痛为宜。

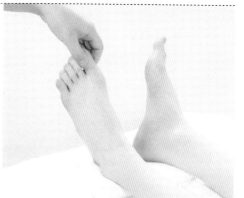

## 耳部反射区

### ①气管反射区

『定位』 位于心区与外耳门之间，即耳甲16区。

『按摩』 采用切按法切压气管反射区1~2分钟，以按摩部位发红或有酸胀感为宜。

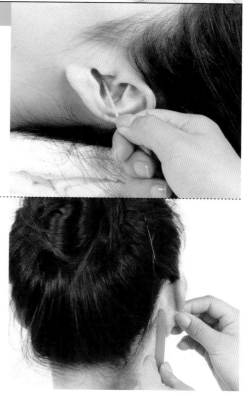

### ②耳背肺反射区

『定位』 位于耳背中内部，即耳背2区。

『按摩』 采用切按法切压耳背肺反射区1~2分钟，以按摩部位发红或有酸胀感为宜。

# 胸闷

自觉胸内憋闷感

**治疗胸闷的手足耳反射区**

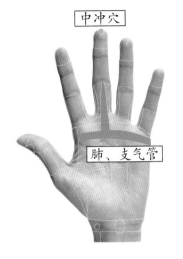

中冲穴

肺、支气管

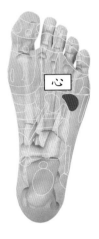

心

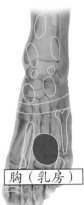

胸（乳房）

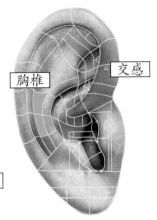

胸椎

交感

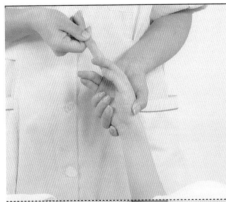

## 手部反射区

### ①中冲穴

『定位』位于手中指末节尖端中央。

『按摩』用指揉法按揉中冲穴1～2分钟，以局部酸痛为宜。

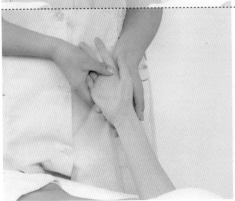

### ②肺、支气管反射区

『定位』位于双手掌面，横跨第二、第三、第四、第五掌骨，靠近掌指关节区域。

『按摩』用指按法按压肺、

## 足部反射区

### ①心反射区

『定位』 位于左足足底第四跖骨与第五跖骨前段之间，在肺反射区后方。

『按摩』 用掐法掐按心反射区2~5分钟，以局部酸痛为宜。

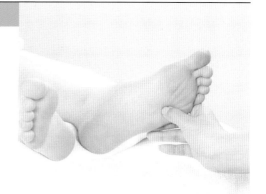

### ②胸（乳房）反射区

『定位』 位于双足足背第二、第三、第四跖骨所形成的带状区域。

『按摩』 用掐法掐按胸（乳房）反射区2~5分钟，以局部酸痛为宜。

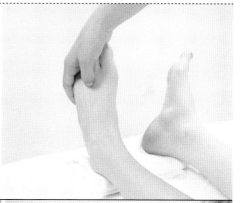

## 耳部反射区

### ①胸椎反射区

『定位』 位于胸区后方，即对耳轮11区。

『按摩』 用搓摩法搓摩胸椎反射区1~2分钟，以按摩部位发红或有酸胀感为宜。

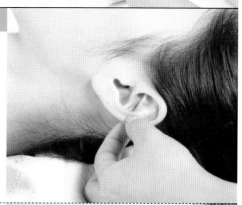

### ②交感反射区

『定位』 位于对耳轮下脚前端与耳轮内缘交界处，即对耳轮6区前端。

『按摩』 用切按法切压交感反射区1~2分钟，以按摩部位发红或有酸胀感为宜。

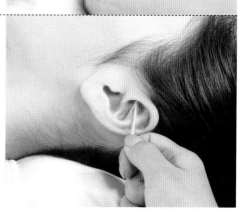

# 头痛

头涨欲裂痛难忍

| 治疗头痛的手足耳反射区 |

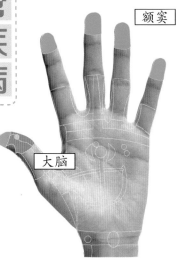

额窦

大脑

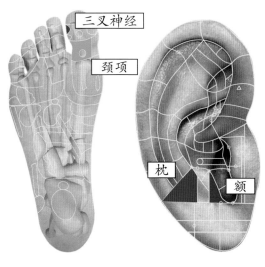

三叉神经

颈项

枕

额

## 手部反射区

### ①大脑反射区

『定位』 位于双手掌面拇指指腹全部。

『按摩』 用指揉法按揉大脑反射区1～2分钟，以局部酸痛为宜。

### ②额窦反射区

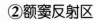

『定位』 位于双手掌面，十指顶端约1厘米范围内。

『按摩』 用指揉法按揉额窦反射区1～2分钟，以局部酸痛为宜。

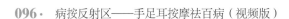

## 足部反射区

### ①三叉神经反射区

『定位』 位于双足拇趾近第二趾的外侧，在小脑反射区的前方。

『按摩』 用指揉法揉按三叉神经反射区2~5分钟，以局部酸痛为宜。

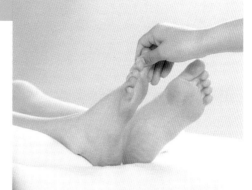

### ②颈项反射区

『定位』 位于双足拇趾根部横纹处。

『按摩』 用拇指指腹按压法按压颈项反射区2~5分钟，以局部酸痛为宜。

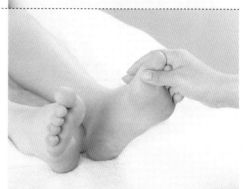

## 耳部反射区

### ①枕反射区

『定位』 位于对耳屏外侧面的后部，即对耳屏3区。

『按摩』 用搓摩法搓摩枕反射区1~2分钟，以按摩部位发红或有酸胀感为宜。

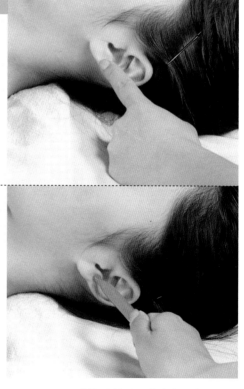

### ②额反射区

『定位』 位于对耳屏外侧面的前部，即对耳屏1区。

『按摩』 用搓摩法按揉额反射区1~2分钟，以局部酸痛为宜。

# 偏头痛
## 恶心呕吐常激动

**治疗偏头痛的手足耳反射区**

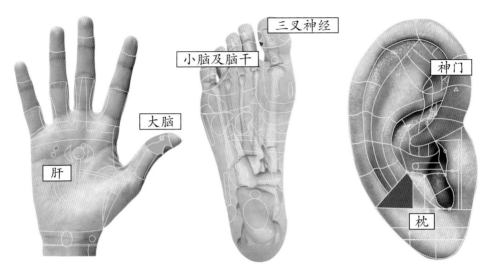

三叉神经

小脑及脑干

大脑

肝

神门

枕

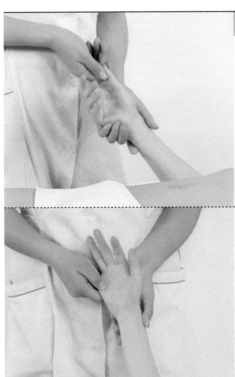

## 手部反射区

### ①大脑反射区

『定位』 位于双手掌面拇指指腹全部。

『按摩』 用指揉法按揉大脑反射区1~2分钟，以局部酸痛为宜。

### ②肝反射区

『定位』 位于右手的掌面，第四、第五掌骨体之间近掌骨头处。

『按摩』 用指揉法按揉肝反射区1~2分钟，以局部酸痛为宜。

## 足部反射区

### ①三叉神经反射区

『定位』 位于双足拇趾近第二趾的外侧，在小脑反射区的前方。

『按摩』 用单食指叩拳法顶压三叉神经反射区2~5分钟，以局部酸痛为宜。

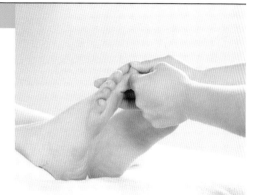

### ②小脑及脑干反射区

『定位』 位于双拇趾根部外侧靠近第二节趾骨处。

『按摩』 用掐法掐按小脑及脑干反射区2~5分钟，以局部酸痛为宜。

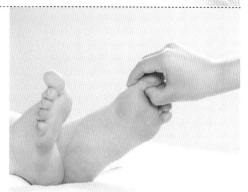

## 耳部反射区

### ①枕反射区

『定位』 位于对耳屏外侧面的后部，即对耳屏3区。

『按摩』 用切按法切压枕反射区1~2分钟，以按摩部位发红或有酸胀感为宜。

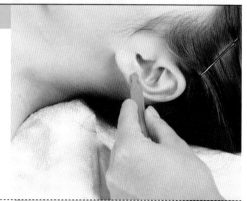

### ②神门反射区

『定位』 位于三角窝后1/3的上部，即三角窝4区。

『按摩』 用切按法切压神门反射区1~2分钟，以按摩部位发红或有酸胀感为宜。

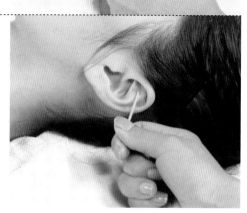

# 头晕
## 头重脚轻眼缭乱

**治疗头晕的手足耳反射区**

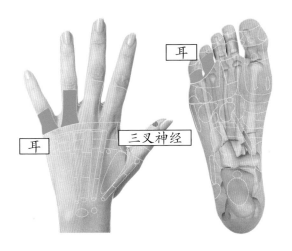

耳

耳

三叉神经

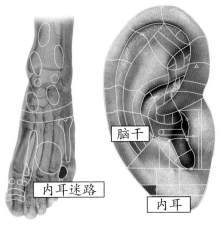

脑干

内耳迷路

内耳

## 手部反射区

### ①耳反射区

『定位』 位于双手手掌和手背第四、第五指指根部。

『按摩』 用指按法按压耳反射区1~2分钟，以局部酸痛为宜。

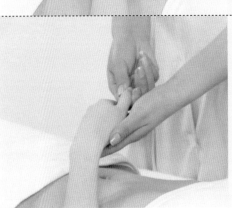

### ②三叉神经反射区

『定位』 位于双手掌面，拇指指腹尺侧缘远端，即拇指末节指腹远端1/2尺侧缘。

『按摩』 用指揉法按揉三叉神经反射区1~2分钟，以局部酸痛为宜。

## 足部反射区

### ①耳反射区

『定位』 位于双足第四趾与第五趾中部和根部，包括足底和足背两处。

『按摩』 用掐法掐按耳反射区2~5分钟，以局部酸痛为宜。

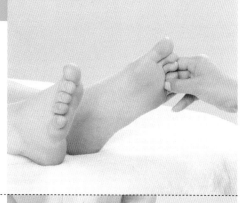

### ②内耳迷路反射区

『定位』 位于双足足背第四跖骨和第五跖骨骨缝的前端，止于第四、第五跖趾关节。

『按摩』 用单食指叩拳法顶压内耳迷路反射区2~5分钟，以局部酸痛为宜。

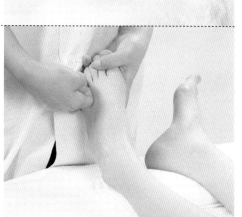

## 耳部反射区

### ①内耳反射区

『定位』 位于耳垂正面后中部，即耳垂5区。

『按摩』 用切按法切压内耳反射区1~2分钟，以按摩部位发红或有酸胀感为宜。

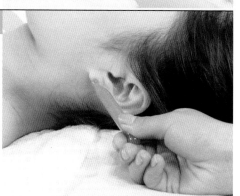

### ②脑干反射区

『定位』 位于轮屏切迹处，即对耳屏3、4区之间。

『按摩』 用搓摩法搓摩脑干反射区1~2分钟，以按摩部位发红或有酸胀感为宜。

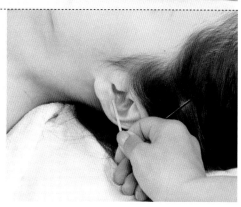

# 冠心病
## 心痛心衰心不齐

**治疗冠心病的手足耳反射区**

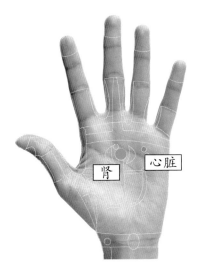
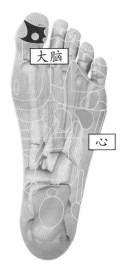
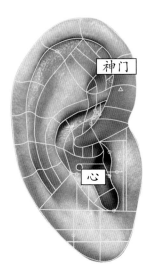

肾　心脏　大脑　心　神门　心

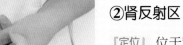

## 手部反射区

### ①心脏反射区

『定位』 位于左手尺侧，手掌及手背第四、第五掌骨之间，近掌骨头处。

『按摩』 用掐法掐按心脏反射区1～2分钟，以局部酸痛为宜。

### ②肾反射区

『定位』 位于双手的中央区域，第三掌骨中点，相当于劳宫穴的位置。

『按摩』 用指揉法按揉肾反射区1～2分钟，以局部酸痛为宜。

## 足部反射区

### ①心反射区

『定位』 位于左足足底第四跖骨与第五跖骨前段之间，在肺反射区后方。

『按摩』 用拇指指腹按压法按压心反射区2～5分钟，以局部酸痛为宜。

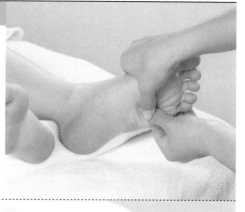

### ②大脑反射区

『定位』 位于双脚拇趾趾腹全部。

『按摩』 用拇指指腹按压法按压大脑反射区2～5分钟，以局部酸痛为宜。

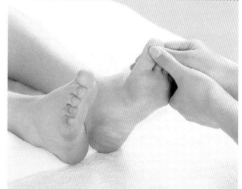

## 耳部反射区

### ①神门反射区

『定位』 位于三角窝后1/3的上部，即三角窝4区。

『按摩』 用捏揉法揉动神门反射区1～2分钟，以按摩部位发红或有酸胀感为宜。

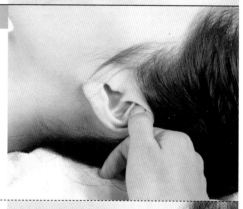

### ②心反射区

『定位』 位于耳甲腔正中凹陷处，即耳甲15区。

『按摩』 用切按法切压心反射区1～2分钟，以按摩部位发红或有酸胀感为宜。

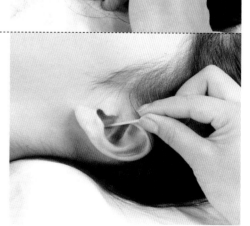

# 高血压
## 头晕心悸危险大

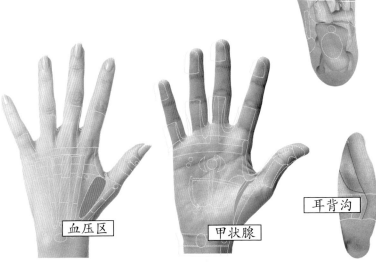

肝　　腹腔神经丛

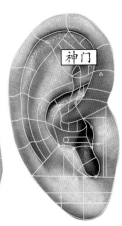

神门

血压区　　甲状腺　　耳背沟

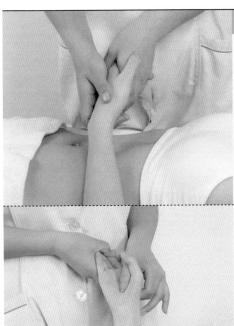

## 手部反射区

### ①血压区反射区

『定位』 位于双手手背，由第一掌骨、阳溪穴、第二掌骨所包围的区域，以及食指近节指骨近端1/2的桡侧。

『按摩』 用指揉法按揉血压区反射区1~2分钟，以局部酸痛为宜。

### ②甲状腺反射区

『定位』 位于双手掌面第一掌骨近心端起至第一、第二掌骨之间，转向拇指方向至虎口边缘连成带状区域。

『按摩』 用指揉法按揉甲状腺反射区1~2分钟，以局部酸痛为宜。

## 足部反射区

### ①腹腔神经丛反射区

『定位』 位于双足足底第二至第四跖骨体处，分布于肾反射区周围的椭圆区域。

『按摩』 用掐法掐按腹腔神经丛反射区2～5分钟，以局部酸痛为宜。

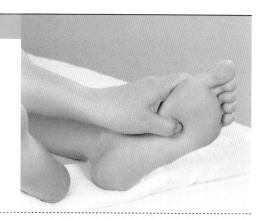

### ②肝反射区

『定位』 位于右足足底第四跖骨与第五跖骨前段之间，位于肺反射区的后方及足背上与该区域相对应的位置。

『按摩』 用拇指指腹按压法按压肝反射区2～5分钟，以局部酸痛为宜。

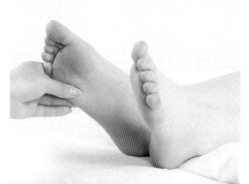

## 耳部反射区

### ①耳背沟反射区

『定位』 位于对耳轮沟和对耳轮上、下脚沟处。

『按摩』 用切按法切压耳背沟反射区1～2分钟，以按摩部位发红或有酸胀感为宜。

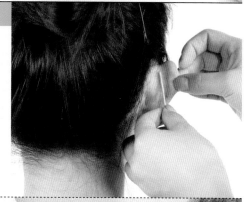

### ②神门反射区

『定位』 位于三角窝后1/3的上部，即三角窝4区。

『按摩』 用捏揉法揉动神门反射区1～2分钟，以按摩部位发红或有酸胀感为宜。

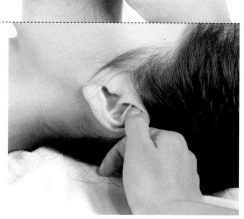

# 低血压
## 四肢冰凉易晕倒

**治疗低血压的手足耳反射区**

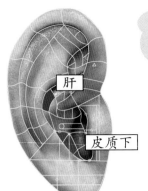

肝

皮质下

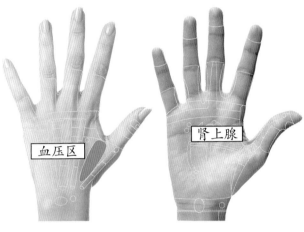

肾上腺

血压区

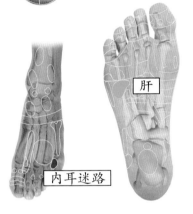

肝

内耳迷路

## 手部反射区

### ①血压区反射区

『定位』 位于双手手背，由第一掌骨、阳溪穴、第二掌骨所包围的区域，以及食指近节指骨近端1/2的桡侧。

『按摩』 用指揉法按揉血压区反射区1～2分钟，以局部酸痛为宜。

### ②肾上腺反射区

『定位』 位于双手掌面第二、第三掌骨之间，距离第二、第三掌骨头1.5～2厘米处。

『按摩』 用指揉法按揉肾上腺反射区1～2分钟，以局部酸痛为宜。

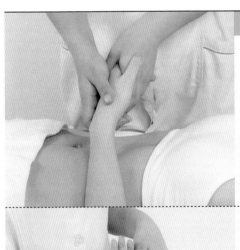

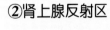

## 足部反射区

### ①内耳迷路反射区

『定位』 位于双足足背第四跖骨和第五跖骨骨缝的前端，止于第四、第五跖趾关节。

『按摩』 用掐法掐按内耳迷路反射区2~5分钟，以局部酸痛为宜。

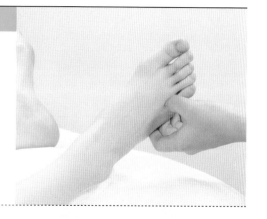

### ②肝反射区

『定位』 位于右足足底第四跖骨与第五跖骨前段之间，位于肺反射区的后方及足背上与该区域相对应的位置。

『按摩』 用拇指指腹按压法按压肝反射区2~5分钟，以局部酸痛为宜。

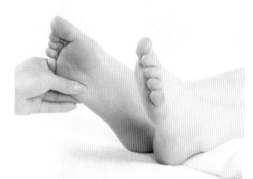

## 耳部反射区

### ①肝反射区

『定位』 位于耳甲艇的后下部，即耳甲12区。

『按摩』 用切按法切压肝反射区1~2分钟，以按摩部位发红或有酸胀感为宜。

### ②皮质下反射区

『定位』 位于对耳屏内侧面，即对耳屏4区。

『按摩』 用刮拭法刮拭皮质下反射区1~2分钟，以按摩部位发红或有酸胀感为宜。

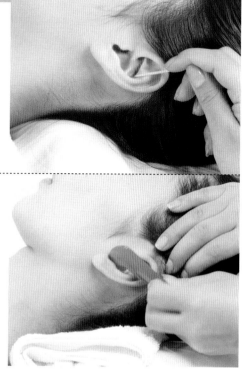

# 失眠

## 入睡困难易做梦

**治疗失眠的手足耳反射区**

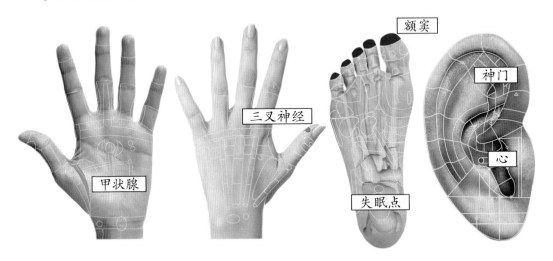

额窦

三叉神经

神门

甲状腺

失眠点

心

## 手部反射区

### ①甲状腺反射区

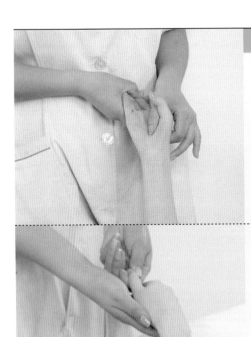

『定位』 位于双手掌面第一掌骨近心端起至第一、第二掌骨之间，转向拇指方向至虎口边缘连成带状区域。

『按摩』 用指揉法按揉甲状腺反射区1~2分钟，以局部酸痛为宜。

### ②三叉神经反射区

『定位』 位于双手掌面，拇指指腹尺侧缘远端，即拇指末节指腹远端1/2尺侧缘。

『按摩』 用指揉法按揉三叉神经反射区1~2分钟，以局部酸痛为宜。

## 足部反射区

### ①额窦反射区

『定位』 位于10个脚趾的趾端约1厘米范围内。

『按摩』 采用掐法掐按额窦反射区2~5分钟，以局部酸痛为宜。

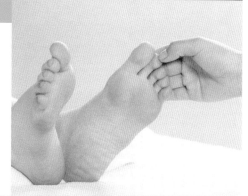

### ②失眠点反射区

『定位』 位于双足足底跟骨中央的前方，生殖腺反射区上方。

『按摩』 用单食指叩拳法顶压失眠点反射区2~5分钟，以局部酸痛为宜。

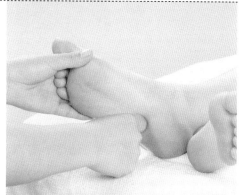

## 耳部反射区

### ①神门反射区

『定位』 位于三角窝后1/3的上部，即三角窝4区。

『按摩』 用切按法切压神门反射区1~2分钟，以按摩部位发红或有酸胀感为宜。

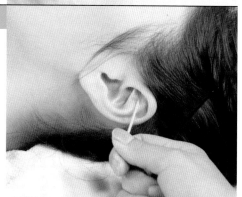

### ②心反射区

『定位』 位于耳甲腔正中凹陷处，即耳甲15区。

『按摩』 用切按法切压心反射区1~2分钟，以按摩部位发红或有酸胀感为宜。

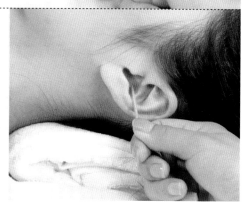

# 消化系统疾病

# 恶心

反胃欲呕食欲差

## 治疗恶心的手反射区及功效

横膈膜反射区具有健脾和胃、助消化的功效。

胃反射区具有理气和胃、通经活络的功效。

大陵穴具有宁心安神、和胃通络的功效。

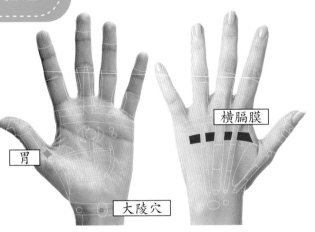

横膈膜

胃

大陵穴

## 手部反射区

### ①横膈膜反射区

『定位』 位于双手背侧，横跨第二、第三、第四、第五掌骨中点的带状区域。

『按摩』 用指摩法按压横膈膜反射区1～2分钟，以局部酸痛为宜。

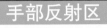

### ②大陵穴

『定位』 位于腕掌横纹的中点处，掌长肌腱与桡侧腕屈肌腱之间。

『按摩』 用指揉法按揉大陵穴1～2分钟，以局部酸痛为宜。

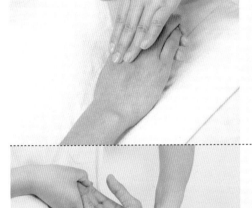

### ③胃反射区

『定位』 位于双手第一掌骨体远端。

『按摩』 用指揉法按揉胃反射区1～2分钟，以局部酸痛为宜。

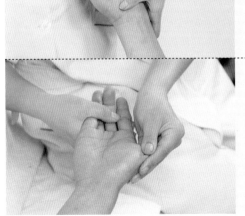

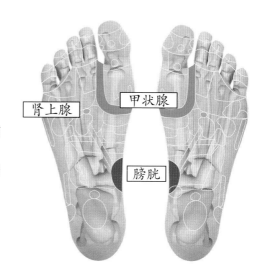

肾上腺　　甲状腺

膀胱

**|治疗恶心的足反射区及功效|**

肾上腺反射区具有和胃降逆的功效。

膀胱反射区具有活血通络、消肿止痛的功效。

甲状腺反射区具有清心安神、通经活络的功效。

## 足部反射区

### ①肾上腺反射区

『定位』位于双足足底部，第二、第三跖骨体之间，距离跖骨头近心端一拇指宽处，肾反射区前端。

『按摩』用拇指指腹按压法按压肾上腺反射区2~5分钟，以局部酸痛为宜。

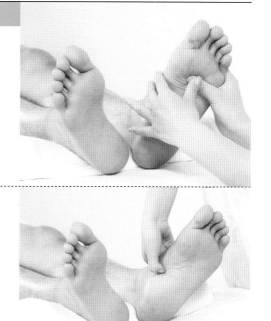

### ②膀胱反射区

『定位』位于双足脚掌底面与脚掌内侧交界处，足跟前方。

『按摩』用掐法掐按膀胱反射区2~5分钟，以局部酸痛为宜。

### ③甲状腺反射区

『定位』位于双足足底第一跖骨与第二跖骨之间前半部，并转而横跨第一跖骨中部，呈"L"形带状。

『按摩』用刮压法刮压甲状腺反射区2~5分钟，以局部酸痛为宜。

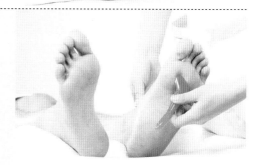

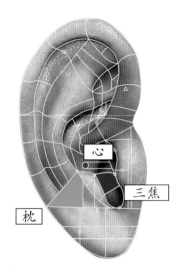

心

三焦

枕

**|治疗恶心的耳反射区及功效|**

枕反射区具有清心、安神、和胃的功效。

三焦反射区具有调三焦、利水道的功效。

心反射区具有疏通心络、调理气血、宁心安神的功效。

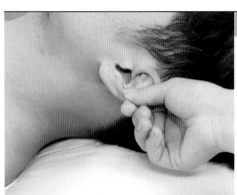

# 耳部反射区

## ①心反射区

『定位』 位于耳甲腔正中凹陷处，即耳甲15区。

『按摩』 用搓摩法搓摩心反射区1～2分钟，以按摩部位发红或有酸胀感为宜。

## ②枕反射区

『定位』 位于对耳屏外侧面的后部，即对耳屏3区。

『按摩』 用搓摩法搓摩枕反射区1～2分钟，以按摩部位发红或有酸胀感为宜。

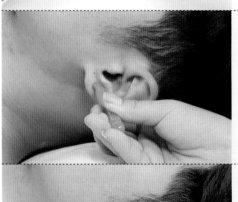

## ③三焦反射区

『定位』 位于外耳门后下，肺与内分泌区之间，即耳甲17区。

『按摩』 用搓摩法搓摩三焦反射区1～2分钟，以按摩部位发红或有酸胀感为宜。

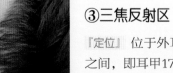

# 呃逆
## 胃气上逆喉出声

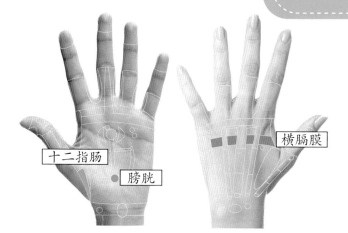

十二指肠　膀胱　横膈膜

**│治疗呃逆的手反射区及功效│**

横膈膜反射区具有健脾和胃、降逆止呃的功效。

十二指肠反射区具有和胃行水、理气止痛的功效。

膀胱反射区具有活血通络、消肿止痛的功效。

## 手部反射区

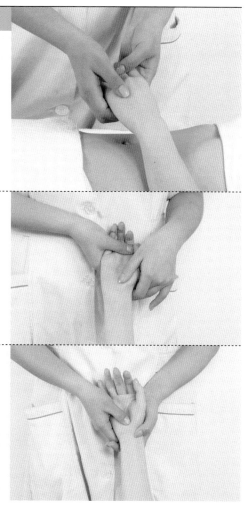

### ①横膈膜反射区

『定位』位于双手背侧，横跨第二、第三、第四、第五掌骨中点的带状区域。

『按摩』用指按法按压横膈膜反射区1~2分钟，以局部酸痛为宜。

### ②十二指肠反射区

『定位』位于双手掌面，第一掌骨体近端，胰腺反射区下方的区域。

『按摩』用指揉法按揉十二指肠反射区1~2分钟，以局部酸痛为宜。

### ③膀胱反射区

『定位』位于手掌下方，大小鱼际交接处的凹陷中，其下为头状骨骨面。

『按摩』用掐法掐按膀胱反射区1~2分钟，以局部酸痛为宜。

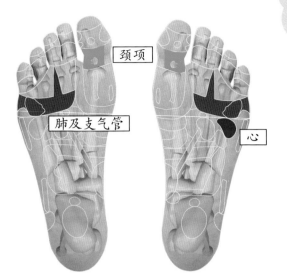

颈项

肺及支气管

心

**治疗呃逆的足反射区及功效**

颈项反射区具有活血通络、消炎
止痛的功效。

心反射区具有理气止痛、强心通
脉的功效。

肺及支气管反射区具有散风活
络、止咳化痰的功效。

## 足部部反射区

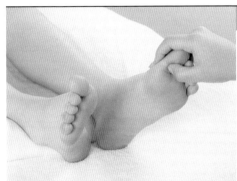

### ①颈项反射区

『定位』 位于双足拇趾根部横纹处。

『按摩』 用掐法掐按颈项反射区2～5分
钟，以局部酸痛为宜。

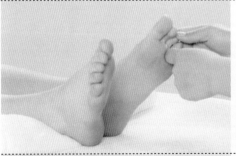

### ②肺及支气管反射区

『定位』 位于双足，自甲状腺反射区向外
到肩反射区处约一横指宽的带状区。支气
管敏感带自肺反射区中部向第三趾延伸。

『按摩』 用单食指叩拳法顶压肺及支气管
反射区2～5分钟，以局部酸痛为宜。

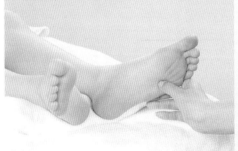

### ③心反射区

『定位』 位于左足足底第四跖骨与第五跖
骨前段之间，在肺反射区后方。

『按摩』 采用掐法掐按心反射区2～5分
钟，以局部酸痛为宜。

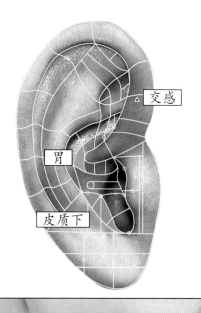

**治疗呃逆的耳反射区及功效**

胃反射区具有健脾胃、消积滞的
功效。

皮质下反射区具有醒脑开窍、镇静
安神、回阳救逆降的功效。

交感反射区具有和胃祛痛的功效。

## 耳部反射区

### ①胃反射区

『定位』 位于耳轮脚消失处，即耳甲4区。

『按摩』 用切按法切压胃反射区1~2分
钟，以按摩部位发红或有酸胀感为宜。

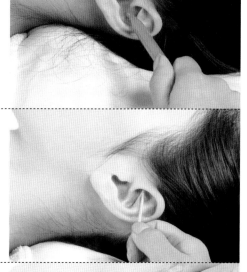

### ②交感反射区

『定位』 位于对耳轮下脚前端与耳轮内缘
交界处，即对耳轮6区前端。

『按摩』 用切按法切压交感反射区1~2分
钟，以按摩部位发红或有酸胀感为宜。

### ③皮质下反射区

『定位』 位于对耳屏内侧面，即对耳屏
4区。

『按摩』 用刮拭法刮拭皮质下反射区1~2
分钟，以按摩部位发红或有酸胀感为宜。

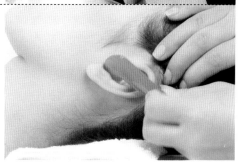

# 腹胀
## 腹部胀气常闹心

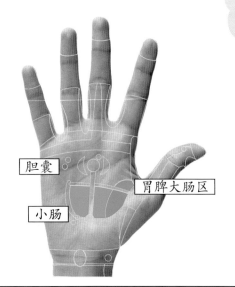

胆囊
小肠
胃脾大肠区

**治疗腹胀的手反射区及功效**

胆囊反射区具有利胆疏肝、降逆和胃的功效。

小肠反射区具有清胃泻火、理气止痛的功效。

胃脾大肠区反射区具有通调肠气的功效。

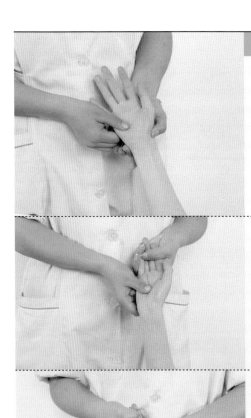

## 手部反射区

### ①胆囊反射区

『定位』 位于右手的手掌面及背侧，第四、第五掌骨之间，紧靠肝反射区的腕侧的第四掌骨处。

『按摩』 用指揉法按揉胆囊反射区1～2分钟，以局部酸痛为宜。

### ②小肠反射区

『定位』 位于双手掌心中部凹陷处，各结肠反射区所包围的区域。

『按摩』 用指揉法按揉小肠反射区1～2分钟，以局部酸痛为宜。

### ③胃脾大肠区反射区

『定位』 位于手掌面，第一、第二掌骨之间的椭圆形区域。

『按摩』 用指揉法按揉胃脾大肠区反射区1～2分钟，以局部酸痛为宜。

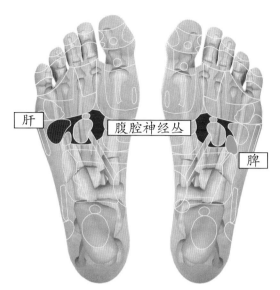

**|治疗腹胀的足反射区及功效|**

腹腔神经反射区具有调经统血、健脾回阳的功效。

肝反射区具有养肝明目、疏利气机的功效。

脾反射区具有助阳健脾、通调肠气的功效。

图中标注：肝　腹腔神经丛　脾

## 足部反射区

### ①腹腔神经丛反射区

『定位』 位于双足足底第二至第四跖骨体处，分布于肾反射区周围的椭圆形区域。

『按摩』 用拇指指腹按压法按压腹腔神经丛反射区2~5分钟，以局部酸痛为宜。

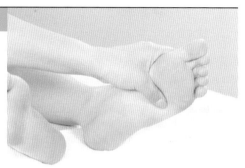

### ②肝反射区

『定位』 位于右足足底第四跖骨与第五跖骨前段之间，位于肺反射区的后方及足背上与该区域相对应的位置。

『按摩』 用掐法掐压肝反射区2~5分钟，以局部酸痛为宜。

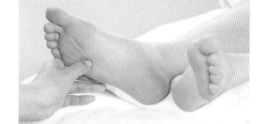

### ③脾反射区

『定位』 位于左足足底第四、第五跖骨之间，距心脏反射区下方约一横指处。

『按摩』 用单食指叩拳法顶压脾反射区2~5分钟，以局部酸痛为宜。

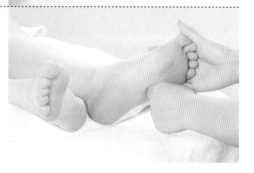

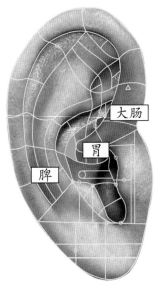

**｜治疗腹胀的耳反射区及功效｜**

脾反射区具有健脾利湿、散寒止痛的功效。

大肠反射区具有消食通便、调理气血的功效。

胃反射区具有和胃降逆的功效。

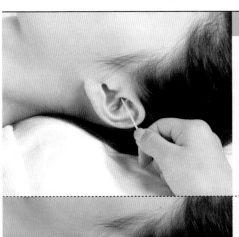

# 耳部反射区

## ①大肠反射区

『定位』 位于耳轮脚及部分耳轮与AB线之间的前1/3处，即耳甲7区。

『按摩』 采用切按法切压大肠反射区1～2分钟，以按摩部位发红或有酸胀感为宜。

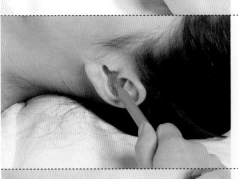

## ②胃反射区

『定位』 位于耳轮脚消失处，即耳甲4区。

『按摩』 用切按法切压胃反射区1～2分钟，以按摩部位发红或有酸胀感为宜。

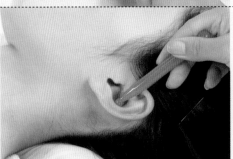

## ③脾反射区

『定位』 位于BD线下方，耳甲腔的后上部，即耳甲13区。

『按摩』 用搓摩法搓摩脾反射区1～2分钟，以按摩部位发红或有酸胀感为宜。

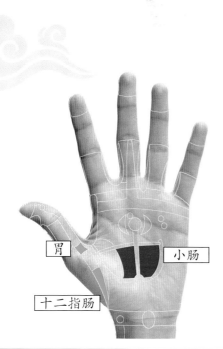

# 胃肠炎
## 腹痛腹泻肢无力

**│治疗胃肠炎的手反射区及功效│**

胃反射区具有和胃降逆的功效。

十二指肠反射区具有和胃消食、理气止痛的功效。

小肠反射区具有清胃泻火、理气止痛的功效。

胃

小肠

十二指肠

## 手部反射区

### ①胃反射区

『定位』 位于双手第一掌骨体远端。

『按摩』 用指揉法按揉胃反射区1~2分钟，以局部酸痛为宜。

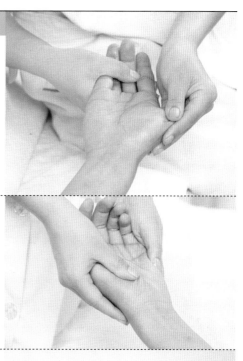

### ②十二指肠反射区

『定位』 位于双手掌面，第一掌骨体近端，胰腺反射区下方的区域。

『按摩』 用指揉法按揉十二指肠反射区1~2分钟，以局部酸痛为宜。

### ③小肠反射区

『定位』 位于双手掌心中部凹陷处，各结肠各反射区所包围的区域。

『按摩』 用指揉法按揉小肠反射区1~2分钟，以局部酸痛为宜。

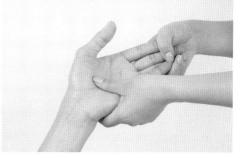

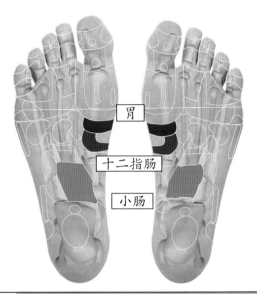

**治疗胃肠炎的足反射区及功效**

胃反射区具有清胃泻火、理气止痛的功效。

十二指肠反射区具有清泻湿热、调理气血的功效。

小肠反射区具有清胃泻火、理气止痛的功效。

胃

十二指肠

小肠

## 足部部反射区

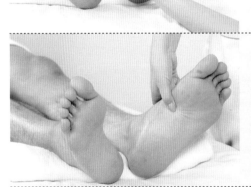

### ①胃反射区

『定位』 位于双足足底第一跖骨中部，甲状腺反射区下约一横指宽。

『按摩』 用刮压法刮压胃反射区2～5分钟，以局部酸痛为宜。

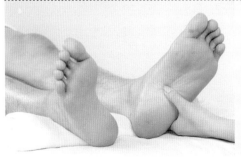

### ②十二指肠反射区

『定位』 位于双足足底第一跖骨底处，胰腺反射区的后外方。

『按摩』 用拇指指腹按压法按压十二指肠反射区2～5分钟，以局部酸痛为宜。

### ③小肠反射区

『定位』 位于双足足底中部凹入区域，被升结肠、横结肠、降结肠、乙状结肠及直肠等反射区所包围。

『按摩』 用拇指指腹按压法按压小肠反射区2～5分钟，以局部酸痛为宜。

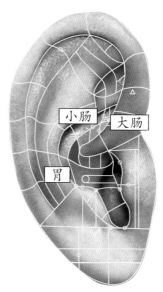

**治疗胃肠炎的耳反射区及功效**

小肠反射区具有调理肠胃、理气止痛的功效。

大肠反射区具有涩肠止泻、清热凉血的功效。

胃反射区具有健脾胃、消积滞的功效。

## 耳部反射区

### ①胃反射区

『定位』 位于耳轮脚消失处，即耳甲4区。

『按摩』 用切按法切压胃反射区1~2分钟，以按摩部位发红或有酸胀感为宜。

### ②小肠反射区

『定位』 位于耳轮脚及部分耳轮与AB线之间的中1/3处，即耳甲6区。

『按摩』 采用切按法切压小肠反射区1~2分钟，以按摩部位发红或有酸胀感为宜。

### ③大肠反射区

『定位』 位于耳轮脚及部分耳轮与AB线之间的前1/3处，即耳甲7区。

『按摩』 采用切按法切压大肠反射区1~2分钟，以按摩部位发红或有酸胀感为宜。

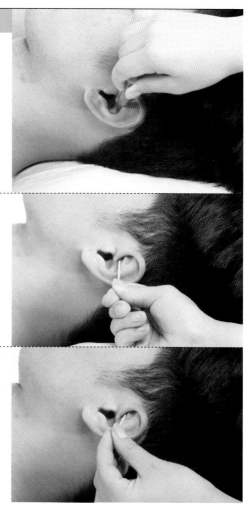

# 消化不良
## 腹痛饱胀不欲食

**治疗消化不良的手足耳反射区**

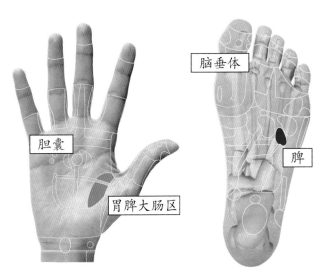

脑垂体

胆囊

脾

胃脾大肠区

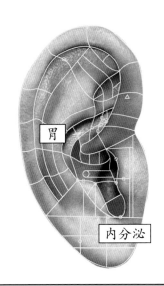

胃

内分泌

## 手部反射区

### ①胃脾大肠区反射区

『定位』位于手掌面，第一、第二掌骨之间的椭圆形区域。

『按摩』用指按法按压胃脾大肠区反射区1～2分钟，以局部酸痛为宜。

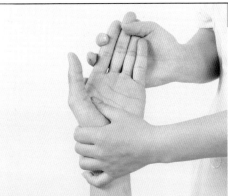

### ②胆囊反射区

『定位』位于右手的手掌面及背侧，第四、第五掌骨之间，紧靠肝反射区的腕侧的第四掌骨处。

『按摩』用指按法按压胆囊反射区1～2分钟，以局部酸痛为宜。

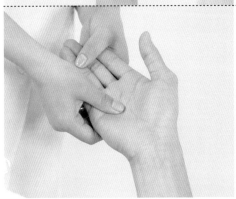

## 足部反射区

### ①脑垂体反射区

『定位』 位于双拇趾趾腹中央隆起部位，脑反射区深处。

『按摩』 用掐法掐按脑垂体反射区2～5分钟，以局部酸痛为宜。

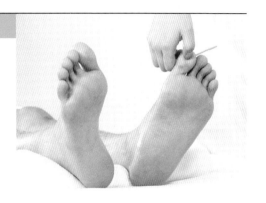

### ②脾反射区

『定位』 位于左足足底第四、第五跖骨之间，距心脏反射区下方约一横指处。

『按摩』 用单食指叩拳法顶压脾反射区2～5分钟，以局部酸痛为宜。

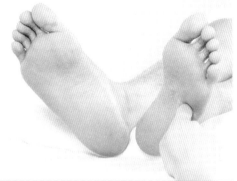

## 耳部反射区

### ①胃反射区

『定位』 位于耳轮脚消失处，即耳甲4区。

『按摩』 用切按法切压胃反射区1～2分钟，以按摩部位发红或有酸胀感为宜。

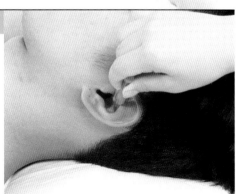

### ②内分泌反射区

『定位』 位于屏间切迹内，耳甲腔的底部，即耳甲18区。

『按摩』 用切按法切压内分泌反射区1～2分钟，以按摩部位发红或有酸胀感为宜。

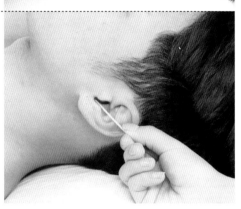

# 慢性胆囊炎
## 饱胀不适腹隐痛

**治疗慢性胆囊炎的手足耳反射区**

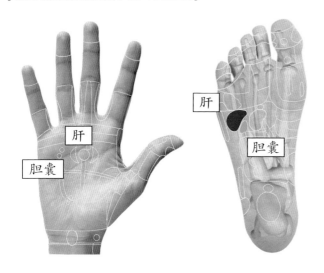

肝

胆囊

肝

胆囊

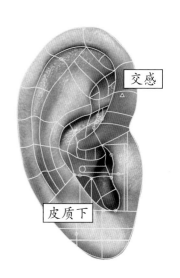

交感

皮质下

## 手部反射区

### ①胆囊反射区

『定位』 位于右手的手掌面及背侧，第四、第五掌骨之间，紧靠肝反射区的腕侧的第四掌骨处。

『按摩』 用指按法按压胆囊反射区1~2分钟，以局部酸痛为宜。

### ②肝反射区

『定位』 位于右手的掌面，第四、第五掌骨体之间近掌骨头处。

『按摩』 用指按法按压肝反射区1~2分钟，以局部酸痛为宜。

## 足部反射区

### ①胆囊反射区

『定位』 位于右足足底第三、第四跖骨中段之间，位于肝反射区的内下方。

『按摩』 用掐法掐按胆囊反射区2～5分钟，以局部酸痛为宜。

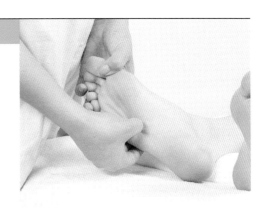

### ②肝反射区

『定位』 位于右足足底第四跖骨与第五跖骨前段之间，位于肺反射区的后方及足背上与该区域相对应的位置。

『按摩』 用单食指叩拳法顶压肝反射区2～5分钟，以局部酸痛为宜。

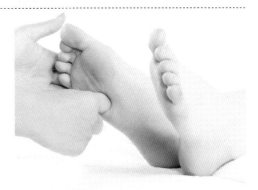

## 耳部反射区

### ①皮质下反射区

『定位』 位于对耳屏内侧面，即对耳屏4区。

『按摩』 用刮拭法刮拭皮质下反射区1～2分钟，以按摩部位发红或有酸胀感为宜。

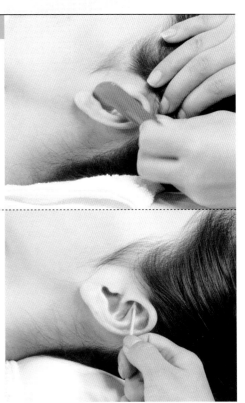

### ②交感反射区

『定位』 位于对耳轮下脚前端与耳轮内缘交界处，即对耳轮6区前端。

『按摩』 采用切按法切压交感反射区1～2分钟，以按摩部位发红或有酸胀感为宜。

# 便秘
## 腹胀腹痛大便少

**▎治疗便秘的手反射区及功效▎**

腹腔神经丛反射区具有调经统血、健脾回阳的功效。

胃脾大肠区反射区具有健脾利湿、散寒止痛的功效。

小肠反射区具有清胃泻火、理气止痛的功效。

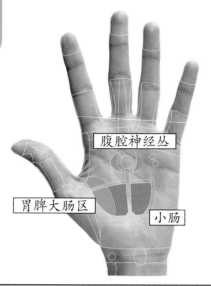

腹腔神经丛

胃脾大肠区　　小肠

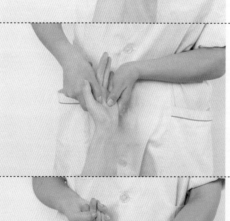

# 手部反射区

### ①小肠反射区

『定位』 位于双手掌心中部凹陷处，各结肠反射区所包围的区域。

『按摩』 采用掐法掐按小肠反射区1～2分钟，以局部酸痛为宜。

### ②腹腔神经丛反射区

『定位』 位于双手掌掌心第二、第三掌骨及第三、第四掌骨之间，肾反射区的两侧。

『按摩』 采用指按法按压腹腔神经丛反射区1～2分钟，以局部酸痛为宜。

### ③胃脾大肠区反射区

『定位』 反射区位于手掌面，第一、第二掌骨之间的椭圆形区域。

『按摩』 用指按法按压胃脾大肠区反射区1～2分钟，以局部酸痛为宜。

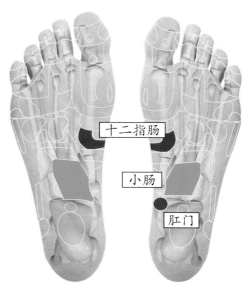

**|治疗便秘的足反射区及功效|**

肛门反射区具有润肠通便的功效。
十二指肠反射区具有消食化积的
功效。
小肠反射区具有清胃泻火、理气
止痛的功效。

## 足部反射区

### ①肛门反射区

『定位』 位于左足足底跟骨前缘，乙状结
肠及直肠反射区的末端。

『按摩』 用单食指叩拳法顶压肛门反射区
2~5分钟，以局部酸痛为宜。

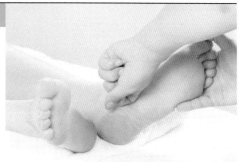

### ②十二指肠反射区

『定位』 位于双足足底第一跖骨底处，胰
腺反射区的后外方。

『按摩』 用拇指指腹按压法按压十二指肠
反射区2~5分钟，以局部酸痛为宜。

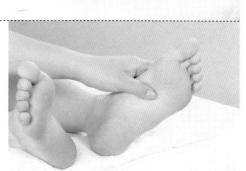

### ③小肠反射区

『定位』 位于双足足底中部凹入区域，被
升结肠、横结肠、降结肠、乙状结肠及
直肠等反射区所包围。

『按摩』 用拇指指腹按压法按压小肠反射
区2~5分钟，以局部酸痛为宜。

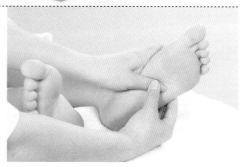

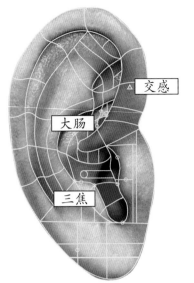

交感

大肠

三焦

**治疗便秘的耳反射区及功效**

三焦反射区具有调三焦、利水道的功效。

大肠反射区具有清热凉血、润肠通便的功效。

交感反射区具有和胃祛痛的功效。

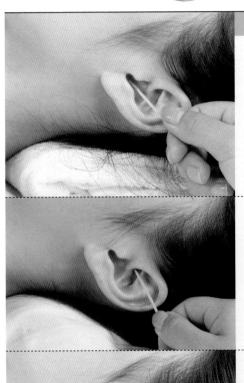

# 耳部反射区

## ①三焦反射区

『定位』 位于外耳门后下，肺与内分泌反射区之间，即耳甲17区。

『按摩』 用切按法切压三焦反射区1~2分钟，以按摩部位发红或有酸胀感为宜。

## ②大肠反射区

『定位』 位于耳轮脚及部分耳轮与AB线之间的前1/3处，即耳甲7区。

『按摩』 用切按法切压大肠反射区1~2分钟，以按摩部位发红或有酸胀感为宜。

## ③交感反射区

『定位』 位于对耳轮下脚前端与耳轮内缘交界处，即对耳轮6区前端。

『按摩』 用切按法切压交感反射区1~2分钟，以按摩部位发红或有酸胀感为宜。

# 痔疮
## 大肠湿热便带血

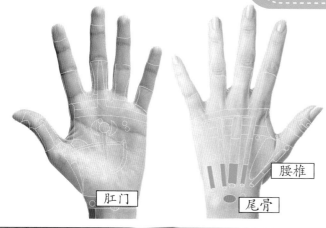

腰椎

肛门

尾骨

**│治疗痔疮的手反射区及功效│**

肛门反射区具有解痉、止痛、通便的功效。

腰椎反射区具有强筋健骨、益肾助阳的功效。

尾骨反射区具有祛风舒筋的功效。

## 手部反射区

### ①肛门反射区

『定位』 位于左手掌面，第二腕掌关节处。

『按摩』 用指按法按压肛门反射区1~2分钟，以局部酸痛为宜。

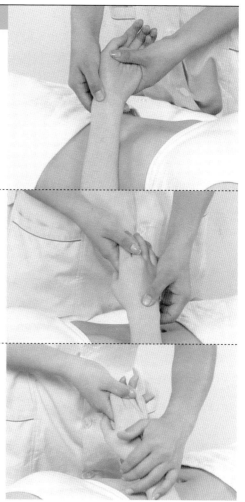

### ②尾骨反射区

『定位』 位于双手背侧，腕背横纹区域。

『按摩』 用指按法按压尾骨反射区1~2分钟，以局部酸痛为宜。

### ③腰椎反射区

『定位』 位于双手背侧，各掌骨近端，约占整个掌骨体的2/5。

『按摩』 用擦法推擦腰椎反射区1~2分钟，以局部酸痛为宜。

**治疗痔疮的足反射区及功效**

小肠反射区具有调利三焦的功效。

十二指肠反射区具有消食通便、调理气血的功效。

肛门反射区具有解痉止痛、调畅通淋的功效。

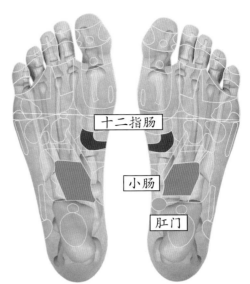

十二指肠

小肠

肛门

## 足部反射区

### ①肛门反射区

『定位』 位于左足足底跟骨前缘，乙状结肠及直肠反射区的末端。

『按摩』 用单食指叩拳法顶压肛门反射区2~5分钟，以局部酸痛为宜。

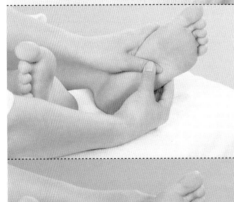

### ②小肠反射区

『定位』 位于双足足底中部凹入区域，被升结肠、横结肠、降结肠、乙状结肠及直肠等反射区所包围。

『按摩』 用拇指指腹按压法按压小肠反射区2~5分钟，以局部酸痛为宜。

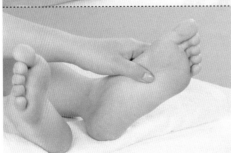

### ③十二指肠反射区

『定位』 位于双足足底第一跖骨底处，胰腺反射区的后外方。

『按摩』 用拇指指腹按压法按压十二指肠反射区2~5分钟，以局部酸痛为宜。

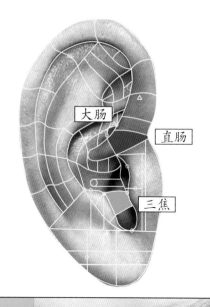

**治疗痔疮的耳反射区及功效**

三焦反射区具有清胃泻火、理气止痛的功效。

大肠反射区具有润肠通便的功效。

直肠反射区具有通调肠气的功效。

## 耳部反射区

### ①三焦反射区

『定位』 位于外耳门后下，肺与内分泌反射区之间，即耳甲17区。

『按摩』 用切按法切压三焦反射区1～2分钟，以按摩部位发红或有酸胀感为宜。

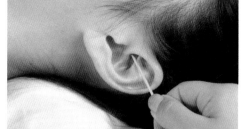

### ②大肠反射区

『定位』 位于耳轮脚及部分耳轮与ＡＢ线之间的前1/3处，即耳甲7区。

『按摩』 用切按法切压大肠反射区1～2分钟，以按摩部位发红或有酸胀感为宜。

### ③直肠反射区

『定位』 位于耳轮脚棘前上方的耳轮处，即耳轮2区。

『按摩』 用切按法切压直肠反射区1～2分钟，以按摩部位发红或有酸胀感为宜。

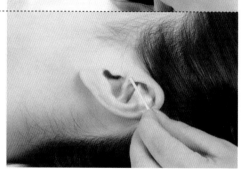

# 脂肪肝

## 肥胖失眠容易患

### 治疗脂肪肝的手反射区及功效

肝反射区具有养肝降脂的功效。

胃脾大肠区反射区具有健脾利湿的功效。

胆囊反射区利胆疏肝、降逆和胃的功效。

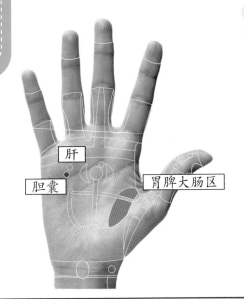

肝

胆囊

胃脾大肠区

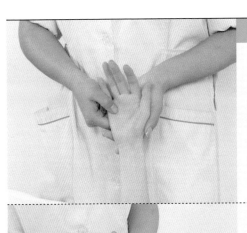

## 手部反射区

### ①肝反射区

『定位』 位于右手的掌面，第四、第五掌骨体之间近掌骨头处。

『按摩』 用指按法按压肝反射区1~2分钟，以局部酸痛为宜。

### ②胆囊反射区

『定位』 位于右手的手掌面及背侧，第四、第五掌骨之间，紧靠肝反射区的腕侧的第四掌骨处。

『按摩』 用指按法按压胆囊反射区1~2分钟，以局部酸痛为宜。

### ③胃脾大肠区反射区

『定位』 位于手掌面，第一、第二掌骨之间的椭圆形区域。

『按摩』 用指按法按压胃脾大肠区反射区1~2分钟，以局部酸痛为宜。

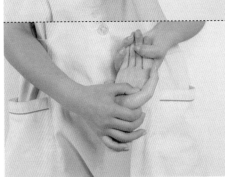

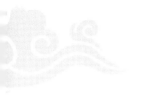

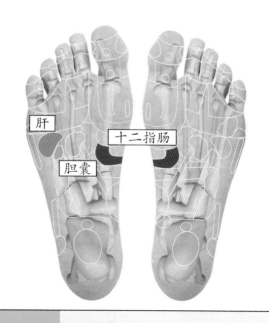

**治疗脂肪肝的足反射区及功效**

胆囊反射区具有利胆疏肝、降逆和胃
的功效。

十二指肠反射区具有和胃行水、理气
止痛的功效。

肝反射区具有养肝明目的功效。

# 足部反射区

### ①肝反射区

『定位』 位于右足足底第四跖骨与第五跖
骨前段之间，位于肺反射区的后方及足
背上与该区域相对应的位置。

『按摩』 用拇指指腹按压法按压肝反射区
2~5分钟，以局部酸痛为宜。

### ②胆囊反射区

『定位』 位于右足足底第三、第四跖骨中
段之间，位于肝反射区的内下方。

『按摩』 用掐法掐按胆囊反射区2~5分
钟，以局部酸痛为宜。

### ③十二指肠反射区

『定位』 位于双足足底第一跖骨底处，胰
腺反射区的后外方。

『按摩』 用拇指指腹按压法按压十二指肠
反射区2~5分钟，以局部酸痛为宜。

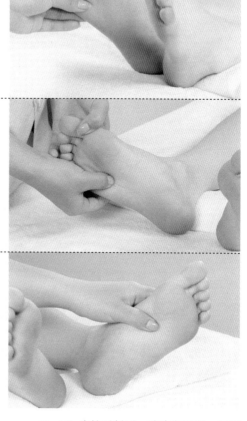

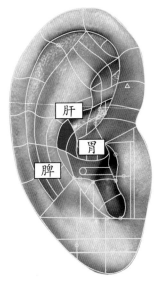

**治疗脂肪肝的耳反射区及功效**

胃反射区具有和胃降逆的功效。
脾反射区具有健脾化湿、理气解痉的功效。
肝反射区具有保肝利胆、理气调经的功效。

## 耳部反射区

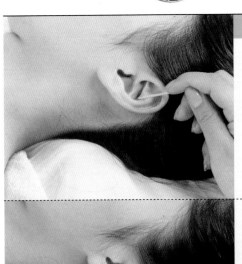

### ①肝反射区

『定位』 位于耳甲艇的后下部，即耳甲12区。

『按摩』 用切按法切压肝反射区1~2分钟，以按摩部位发红或有酸胀感为宜。

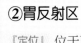

### ②胃反射区

『定位』 位于耳轮脚消失处，即耳甲4区。

『按摩』 用切按法切压胃反射区1~2分钟，以按摩部位发红或有酸胀感为宜。

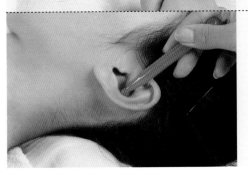

### ③脾反射区

『定位』 位于BD线下方，耳甲腔的后上部，即耳甲13区。

『按摩』 用搓摩法搓摩脾反射区1~2分钟，以按摩部位发红或有酸胀感为宜。

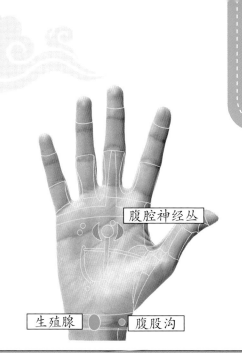

腹腔神经丛

生殖腺　　腹股沟

# 痛经
## 经来小腹痛难忍

**| 治疗痛经的手反射区及功效 |**

腹腔神经丛反射区具有调经统血、健脾回阳的功效。

生殖腺反射区具有清热利湿、益肾固带的功效。

腹股沟反射区具有固肾滋阴的功效。

## 手部反射区

### ①腹腔神经丛反射区

『定位』 位于双手掌掌心第二、第三掌骨及第三、第四掌骨之间，肾反射区的两侧。

『按摩』 用指按法按压腹腔神经丛反射区1～2分钟，以局部酸痛为宜。

### ②生殖腺反射区

『定位』 位于双手掌腕横纹中点处，相当于手厥阴心包经的大陵穴的位置。

『按摩』 用掐法掐按生殖腺反射区1～2钟，以局部酸痛为宜。

### ③腹股沟反射区

『定位』 位于双手掌面腕横纹的桡侧端，桡骨头凹陷处，相当于太渊穴的位置。

『按摩』 用指揉法按揉腹股沟反射区1～2分钟，以局部酸痛为宜。

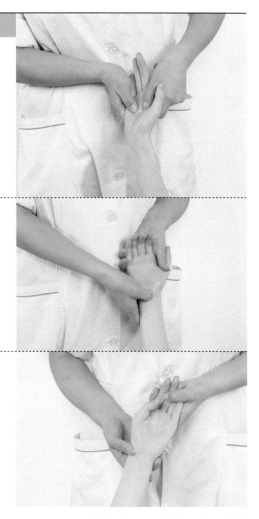

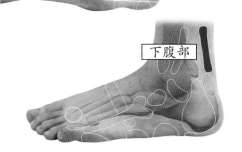

前列腺、子宫

腰椎

下腹部

**│治疗痛经的足反射区及功效│**

前列腺、子宫反射区具有益气固肾、调经止带的功效。

腰椎反射区具有强筋健骨、益肾助阳的功效。

下腹部反射区具有调经止痛的功效。

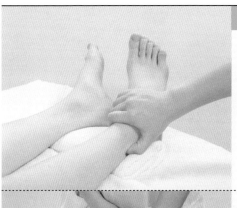

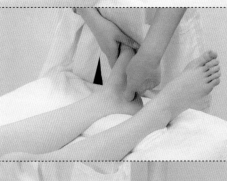

# 足部反射区

### ①下腹部反射区

『定位』位于双小腿腓骨外侧后方，自足踝骨后方向上延伸四横指的带状区域。

『按摩』用掐法掐按下腹部反射区2~5分钟，以局部酸痛为宜。

### ②前列腺、子宫反射区

『定位』位于双足足跟骨内侧内踝后下方的类似三角形区域。

『按摩』用单食指叩拳法顶压前列腺、子宫反射区2~5分钟，以局部酸痛为宜。

### ③腰椎反射区

『定位』位于双足足弓内侧缘，第一楔骨至舟骨，前接胸椎反射区，后连骶骨反射区。

『按摩』用拇指指腹推压法推压腰椎反射区2~5分钟，以局部酸痛为宜。

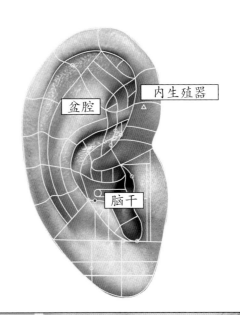

内生殖器

盆腔

脑干

**| 治疗痛经的耳反射区及功效 |**

内生殖器反射区具有清热利湿、
调经止带、补益肝肾的功效。
盆腔反射区具有活血化瘀、调经
止痛的功效。
脑干反射区具有平肝熄风、安神
定志的功效。

## 耳部反射区

### ①内生殖器反射区

『定位』 位于三角窝前1/3的下部，即三
角窝2区。

『按摩』 用切按法切压内生殖器反射区
1～2分钟，以按摩部位发红或有酸胀感
为宜。

### ②盆腔反射区

『定位』 位于三角窝后1/3的下部，即三
角窝5区。

『按摩』 用切按法切压盆腔反射区1～2分
钟，以按摩部位发红或有酸胀感为宜。

### ③脑干反射区

『定位』 位于轮屏切迹处，即对耳屏3、4
区之间。

『按摩』 用搓摩法搓摩脑干反射区1～2分
钟，以按摩部位发红或有酸胀感为宜。

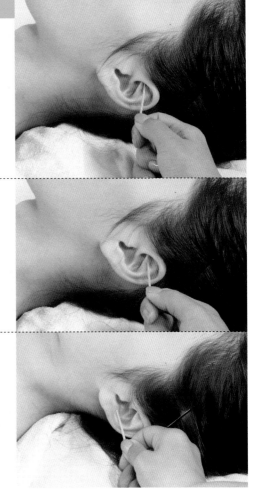

# 月经不调
## 经期经色经量变

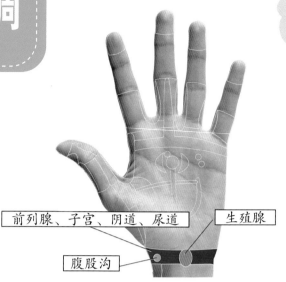

前列腺、子宫、阴道、尿道　生殖腺

腹股沟

**┃治疗月经不调的手反射区及功效┃**

生殖腺反射区具有补肾气、调经带的功效。

腹股沟反射区具有滋阴补肾、调理冲任的功效。

前列腺、子宫、阴道、尿道反射区具有益气固肾、消肿利尿的功效。

## 手部反射区

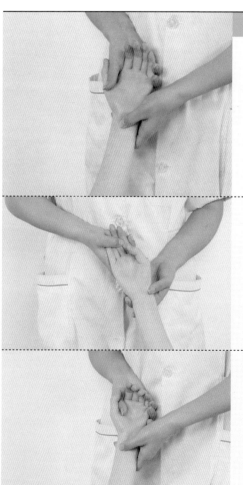

### ①生殖腺反射区

『定位』 位于双手掌腕横纹中点处，相当于手厥阴心包经的大陵穴的位置。

『按摩』 用指揉法按揉生殖腺反射区1～2分钟，以局部酸痛为宜。

### ②腹股沟反射区

『定位』 位于双手掌面腕横纹的桡侧端，桡骨头凹陷处，相当于太渊穴的位置。

『按摩』 用指揉法按揉腹股沟反射区1～2分钟，以局部酸痛为宜。

### ③前列腺、子宫、阴道、尿道反射区

『定位』 位于双手掌面腕横纹中点两侧的带状区域。

『按摩』 用指揉法按揉前列腺、子宫、阴道、尿道反射区1～2分钟，以局部酸痛为宜。

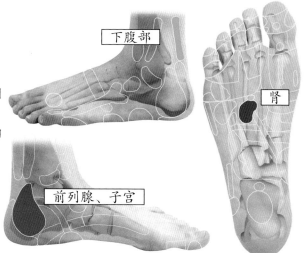

下腹部

肾

前列腺、子宫

**治疗月经不调的足反射区及功效**

前列腺、子宫反射区具有活血化瘀、调经止带的功效。

肾反射区具有补肾强腰、通利二便的功效。

下腹部反射区具有调经止痛的功效。

## 足部反射区

### ①下腹部反射区

『定位』 位于双小腿腓骨外侧后方，自足踝骨后方向上延伸四横指的带状区域。

『按摩』 用拇指指腹按压法按压下腹部反射区2～5分钟，以局部酸痛为宜。

### ②前列腺、子宫反射区

『定位』 位于双足足跟骨内侧内踝后下方的类似三角形区域。

『按摩』 用单食指叩拳法顶压前列腺、子宫反射区2～5分钟，以局部酸痛为宜。

### ③肾反射区

『定位』 位于双足足底部，第二跖骨与第三跖骨体之间，近跖骨底处，蜷足时中央凹陷处。

『按摩』 用掐法掐按肾反射区2～5分钟，以局部酸痛为宜。

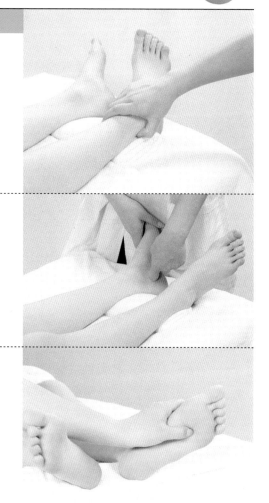

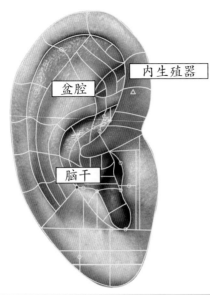

内生殖器

盆腔

脑干

### 治疗月经不调的耳反射区及功效

内生殖器反射区具有益气固肾、活血调经的功效。

盆腔反射区具有清热利湿、调经止痛的功效。

脑干反射区具有平肝熄风、安神定志的功效。

## 耳部反射区

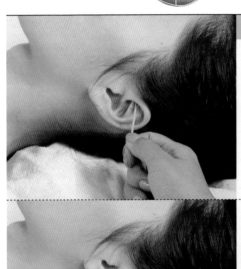

### ①内生殖器反射区

『定位』 位于三角窝前1/3的下部，即三角窝2区。

『按摩』 用切按法切压内生殖器反射区1～2分钟，以按摩部位发红或有酸胀感为宜。

### ②盆腔反射区

『定位』 位于三角窝后1/3的下部，即三角窝5区。

『按摩』 用切按法切压盆腔反射区1～2分钟，以按摩部位发红或有酸胀感为宜。

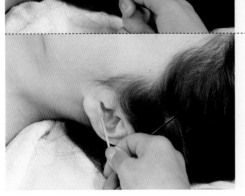

### ③脑干反射区

『定位』 位于轮屏切迹处，即对耳屏3、4区之间。

『按摩』 用搓摩法搓摩脑干反射区1～2分钟，以按摩部位发红或有酸胀感为宜。

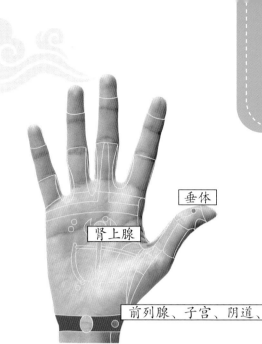

垂体

肾上腺

前列腺、子宫、阴道、尿道

**|治疗闭经的手反射区及功效|**

垂体反射区具有调节内分泌、调经统血的功效。

肾上腺反射区具有清热通络的功效。

前列腺、子宫、阴道、尿道反射区具有益气固肾、消肿利尿的功效。

## 手部反射区

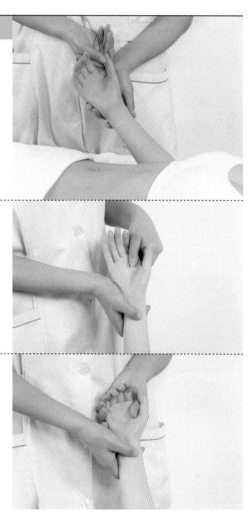

### ①垂体反射区

『定位』 位于双手拇指指腹中央，大脑反射区深处。

『按摩』 用指揉法揉按垂体反射区1~2分钟，以局部酸痛为宜。

### ②肾上腺反射区

『定位』 位于双手掌面第二、第三掌骨之间，距离第二、第三掌骨头1.5~2厘米处。

『按摩』 用指揉法按揉肾上腺反射区1~2分钟，以局部酸痛为宜。

### ③前列腺、子宫、阴道、尿道反射区

『定位』 位于双手掌面腕横纹中点两侧的带状区域。

『按摩』 用指揉法按揉前列腺、子宫、阴道、尿道反射区1~2分钟，以局部酸痛为宜。

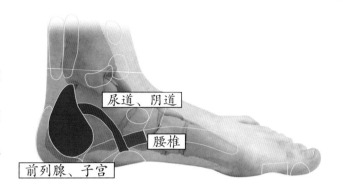

**▌治疗闭经的足反射区及功效▐**

尿道、阴道反射区具有益气固肾、消炎利尿的功效。

前列腺、子宫反射区具有益气固肾、调经止带的功效。

腰椎反射区具有强筋健骨、益肾助阳的功效。

尿道、阴道

腰椎

前列腺、子宫

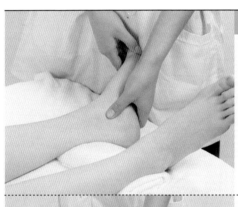

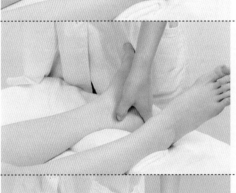

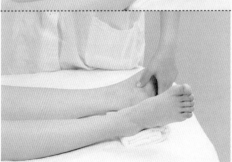

## 足部反射区

### ①尿道、阴道反射区

『定位』位于双足足跟内侧，自膀胱反射区向上斜穿前列腺、子宫反射区的一条带状反射区。

『按摩』用拇指指腹按压法按压尿道、阴道反射区2~5分钟，以局部酸痛为宜。

### ②前列腺、子宫反射区

『定位』位于双足足跟骨内侧内踝后下方的类似三角形区域。

『按摩』用掐法掐按前列腺、子宫反射区2~5分钟，以局部酸痛为宜。

### ③腰椎反射区

『定位』位于双足足弓内侧缘，第一楔骨至舟骨，前接胸椎反射区，后连骶骨反射区。

『按摩』用拇指指腹推压法推压腰椎反射区2~5分钟，以局部酸痛为宜。

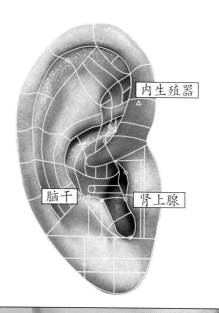

内生殖器

脑干　　肾上腺

### 治疗闭经的耳反射区及功效

内生殖器反射区具有活血调经、益肾
止带的功效。

肾上腺反射区具有清热通络的功效。

脑干反射区具有平肝熄风、安神定志
的功效。

## 耳部反射区

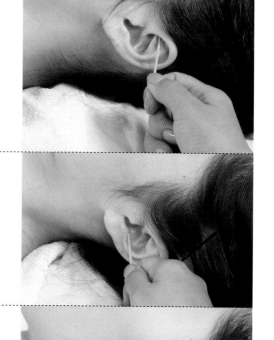

### ①内生殖器反射区

『定位』 位于三角窝前1/3的下部，即三
角窝2区。

『按摩』 用切按法切压内生殖器反射区
1～2分钟，以按摩部位发红或有酸胀感
为宜。

### ②脑干反射区

『定位』 位于轮屏切迹处，即对耳屏3、4
区之间。

『按摩』 用切按法切压脑干反射区1～2分
钟，以按摩部位发红或有酸胀感为宜。

### ③肾上腺反射区

『定位』 位于耳屏游离缘下部尖端，即耳
屏2区后缘处。

『按摩』 用切按法切压肾上腺反射区1～2
分钟，以按摩部位发红或有酸胀感为宜。

# 阴道炎

## 外阴瘙痒忌辛辣

**治疗阴道炎的手反射区及功效**

腹股沟反射区具有固肾滋阴的功效。

前列腺、子宫、阴道、尿道反射区具有益气固肾、清热利尿的功效。

下身淋巴结反射区具有清热消肿的功效。

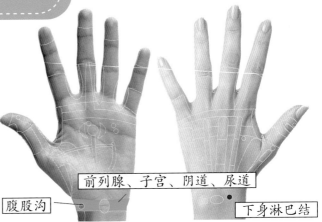

前列腺、子宫、阴道、尿道

腹股沟

下身淋巴结

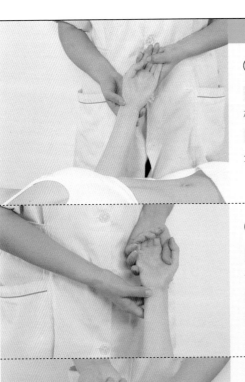

## 手部反射区

### ①腹股沟反射区

『定位』位于双手掌面腕横纹的桡侧端，桡骨头凹陷处，相当于太渊穴的位置。

『按摩』用指揉法按揉腹股沟反射区1~2分钟，以局部酸痛为宜。

### ②前列腺、子宫、阴道、尿道反射区

『定位』位于双手掌面腕横纹中点两侧的带状区域。

『按摩』用指按法按压前列腺、子宫、阴道、尿道反射区1~2分钟，以局部酸痛为宜。

### ③下身淋巴结反射区

『定位』位于双手背部桡侧缘，手背腕骨与桡骨之间的凹陷处。

『按摩』用指揉法按揉下身淋巴结反射区1~2分钟，以局部酸痛为宜。

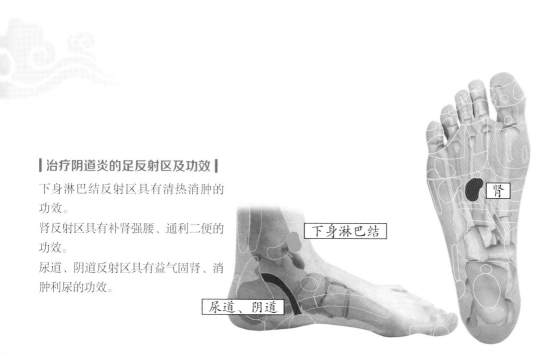

**治疗阴道炎的足反射区及功效**

下身淋巴结反射区具有清热消肿的功效。

肾反射区具有补肾强腰、通利二便的功效。

尿道、阴道反射区具有益气固肾、消肿利尿的功效。

下身淋巴结

肾

尿道、阴道

## 足部反射区

### ①尿道、阴道反射区

『定位』 位于双足足跟内侧，自膀胱反射区向上斜穿前列腺、子宫反射区的一条带状反射区。

『按摩』 用拇指指腹按压法按压尿道、阴道反射区2~5分钟，以局部酸痛为宜。

### ②下身淋巴结反射区

『定位』 位于双足足背内侧踝骨前，由距骨、舟骨构成的凹陷处。

『按摩』 用单食指叩拳法顶压下身淋巴结反射区2~5分钟，以局部酸痛为宜。

### ③肾反射区

『定位』 位于双足足底部，第二跖骨与第三跖骨体之间，近跖骨底处，蜷足时中央凹陷处。

『按摩』 用拇指指腹按压法按压肾反射区2~5分钟，以局部酸痛为宜。

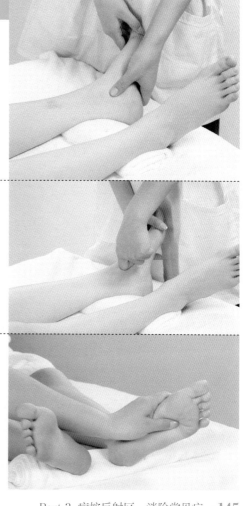

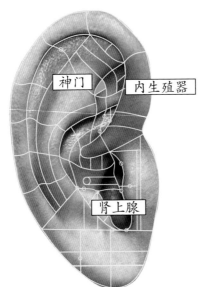

神门　内生殖器

肾上腺

**❙ 治疗阴道炎的耳反射区及功效 ❙**

神门反射区具有醒脑开窍、镇静安神、清热解毒、祛风止痛的功效。

内生殖器反射区具有补益肝肾、祛瘀止痛、调经止带的功效。

肾上腺反射区具有清热通络的功效。

## 耳部反射区

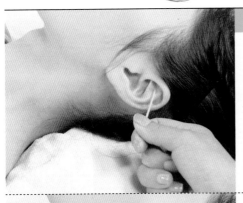

### ①神门反射区

『定位』 位于三角窝后1/3的上部，即三角窝4区。

『按摩』 用切按法切压神门反射区1～2分钟，以按摩部位发红或有酸胀感为宜。

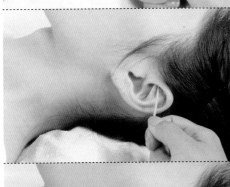

### ②内生殖器反射区

『定位』 位于三角窝前1/3的下部，即三角窝2区。

『按摩』 用切按法切压内生殖器反射区1～2分钟，以按摩部位发红或有酸胀感为宜。

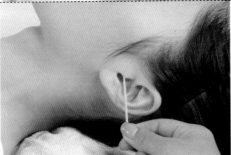

### ③肾上腺反射区

『定位』 位于耳屏游离缘下部尖端，即耳屏2区后缘处。

『按摩』 用切按法切压肾上腺反射区1～2分钟，以按摩部位发红或有酸胀感为宜。

# 白带增多

## 湿热气血常为病

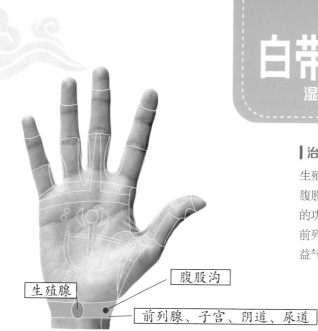

生殖腺

腹股沟

前列腺、子宫、阴道、尿道

**|治疗白带增多的手反射区及功效|**

生殖腺反射区具有固肾滋阴的功效。
腹股沟反射区具有益气固肾、消炎利尿的功效。
前列腺、子宫、阴道、尿道反射区具有益气固肾、清热利尿。

## 手部反射区

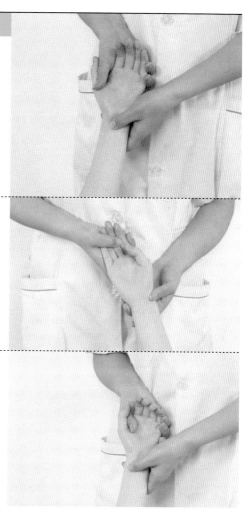

### ①生殖腺反射区

『定位』 位于双手掌腕横纹中点处，相当于手厥阴心包经的大陵穴的位置。

『按摩』 用指揉法按揉生殖腺反射区1～2分钟，以局部酸痛为宜。

### ②腹股沟反射区

『定位』 位于双手掌面腕横纹的桡侧端，桡骨头凹陷处，相当于太渊穴的位置。

『按摩』 用指揉法按揉腹股沟反射区1～2分钟，以局部酸痛为宜。

### ③前列腺、子宫、阴道、尿道反射区

『定位』 位于双手掌面腕横纹中点两侧的带状区域。

『按摩』 用指揉法按揉前列腺、子宫、阴道、尿道反射区1～2分钟，以局部酸痛为宜。

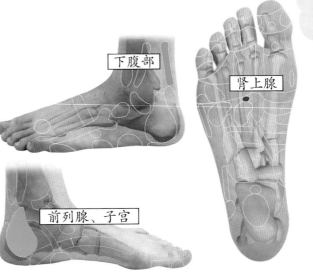

下腹部

肾上腺

前列腺、子宫

**治疗白带增多的足反射区及功效**

下腹部反射区具有益气固肾、调经止带的功效。

前列腺、子宫反射区具有调经止带的功效。

肾上腺反射区具有消肿止痛、调理脏腑的功效。

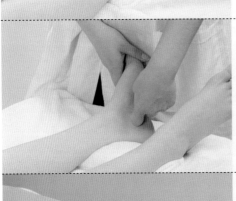

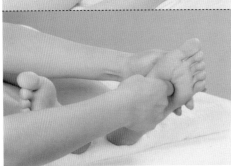

## 足部反射区

### ①下腹部反射区

『定位』 位于双小腿腓骨外侧后方，自足踝骨后方向上延伸四横指的带状区域。

『按摩』 用掐法掐按下腹部反射区2～5分钟，以局部酸痛为宜。

### ②前列腺、子宫反射区

『定位』 位于双足足跟骨内侧内踝后下方的类似三角形区域。

『按摩』 用单食指叩拳法顶压前列腺、子宫反射区2～5分钟，以局部酸痛为宜。

### ③肾上腺反射区

『定位』 位于双足足底部，第二、第三跖骨体之间，距离跖骨头近心端一拇指宽处，肾反射区前端。

『按摩』 用单食指叩拳法顶压肾上腺反射区2～5分钟，以局部酸痛为宜。

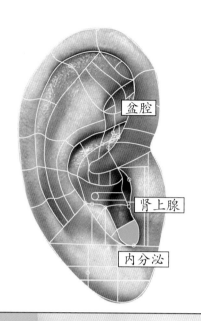

盆腔

肾上腺

内分泌

盆腔反射区具有调经止痛、活血化瘀的功效。

肾上腺反射区具有益肾固精、调经止带的功效。

内分泌反射区具有清热解毒、祛风止痒、除湿止痛的功效。

## 耳部反射区

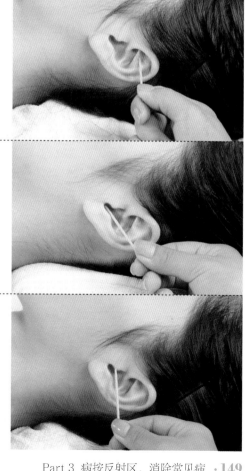

### ①盆腔反射区

『定位』 位于三角窝后1/3的下部，即三角窝5区。

『按摩』 用切按法切压盆腔反射区1～2分钟，以按摩部位发红或有酸胀感为宜。

### ②内分泌反射区

『定位』 位于屏间切迹内，耳甲腔的底部，即耳甲18区。

『按摩』 用切按法切压内分泌反射区1～2分钟，以按摩部位发红或有酸胀感为宜。

### ③肾上腺反射区

『定位』 位于耳屏游离缘下部尖端，即耳屏2区后缘处。

『按摩』 用切按法切压肾上腺反射区1～2分钟，以按摩部位发红或有酸胀感为宜。

# 盆腔炎
## 腰酸低热疼痛多

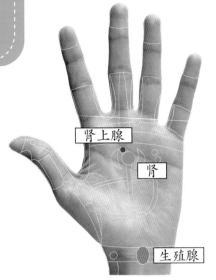

肾上腺

肾

生殖腺

**治疗盆腔炎的手反射区及功效**

生殖腺反射区具有清热利湿、益肾固带的功效。

肾上腺反射区具有调节内分泌的功效。

肾反射区具有补肾强腰、通利二便的功效。

## 手部反射区

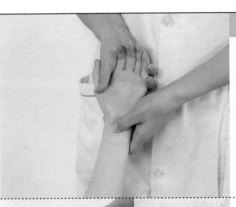

### ①生殖腺反射区

『定位』 位于双手掌腕横纹中点处，相当于手厥阴心包经的大陵穴的位置。

『按摩』 用指揉法按揉生殖腺反射区1~2分钟，以局部酸痛为宜。

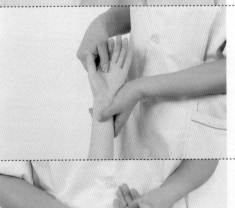

### ②肾上腺反射区

『定位』 位于双手掌面第二、第三掌骨之间，距离第二、第三掌骨头1.5~2厘米处。

『按摩』 用指按法按压肾上腺反射区1~2分钟，以局部酸痛为宜。

### ③肾反射区

『定位』 位于双手的中央区域，第三掌骨中点，相当于劳宫穴的位置。

『按摩』 用指按法按压肾反射区1~2分钟，以局部酸痛为宜。

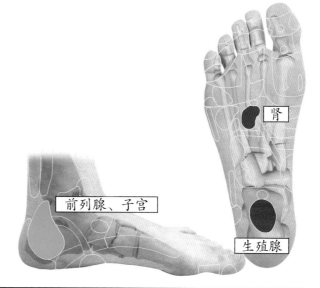

肾

前列腺、子宫

生殖腺

**治疗盆腔炎的足反射区及功效**

生殖腺反射区具有保养生殖系统、抗衰老的功效。

前列腺、子宫反射区具有益气固肾、调经止带的功效。

肾反射区具有补肾强腰、通利二便的功效。

## 足部反射区

### ①生殖腺反射区

『定位』 位于双足足底跟骨中央区域。

『按摩』 用拇指指腹按压法按压生殖腺反射区2~5分钟，以局部酸痛为宜。

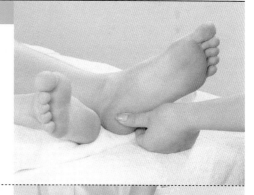

### ②前列腺、子宫反射区

『定位』 位于双足足跟骨内侧内踝后下方的类似三角形区域。

『按摩』 用掐法掐按前列腺、子宫反射区2~5分钟，以局部酸痛为宜。

### ③肾反射区

『定位』 位于双足足底部，第二跖骨与第三跖骨体之间，近跖骨底处，蜷足时中央凹陷处。

『按摩』 用掐法掐按肾反射区2~5分钟，以局部酸痛为宜。

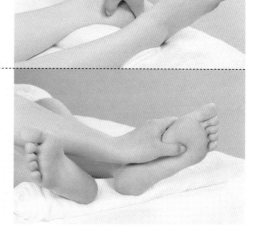

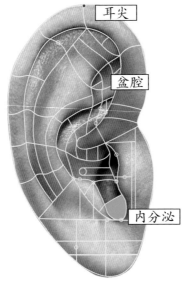

耳尖

盆腔

内分泌

盆腔反射区具有清湿热、止带下的功效。

耳尖反射区具有通经活络、祛风消炎的功效。

内分泌反射区具有清热解毒、祛风止痒、除湿止痛的功效。

## 耳部反射区

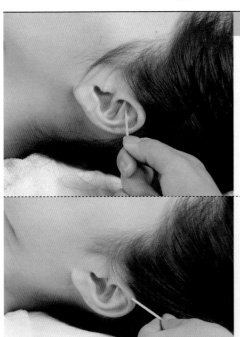

### ①盆腔反射区

『定位』位于三角窝后1/3的下部，即三角窝5区。

『按摩』用切按法切压盆腔反射区1～2分钟，以按摩部位发红或有酸胀感为宜。

### ②耳尖反射区

『定位』位于耳郭向前对折的上部尖端处，即耳轮6、7区交界处。

『按摩』用切按法切压耳尖反射区1～2分钟，以按摩部位发红或有酸胀感为宜。

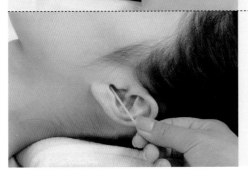

### ③内分泌反射区

『定位』位于屏间切迹内，耳甲腔的底部，即耳甲18区。

『按摩』用切按法切压内分泌反射区1～2分钟，以按摩部位发红或有酸胀感为宜。

# 子宫肌瘤
### 良性肿瘤腹疼痛

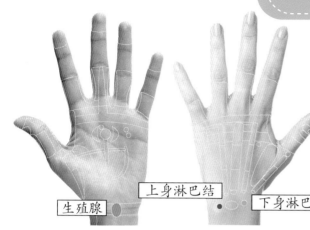

生殖腺　　上身淋巴结　　下身淋巴结

**治疗子宫肌瘤的手反射区及功效**

上身淋巴结反射区具有抗炎消肿的功效。

生殖腺反射区具有清热利湿、益肾固带的功效。

下身淋巴结反射区具有清热消肿的功效。

## 手部反射区

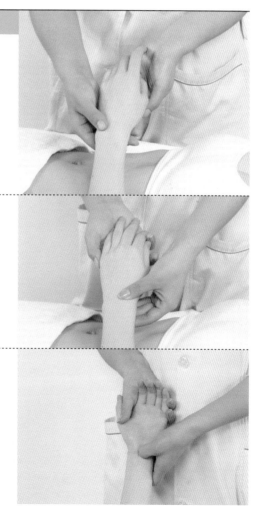

### ①上身淋巴结反射区

『定位』 位于双手背部尺侧缘，手背腕骨与尺骨之间的凹陷处。

『按摩』 用指揉法按揉上身淋巴结反射区1~2分钟，以局部酸痛为宜。

### ②下身淋巴结反射区

『定位』 位于双手背部桡侧缘，手背腕骨与桡骨之间的凹陷处。

『按摩』 用指揉法按揉下身淋巴结反射区1~2分钟，以局部酸痛为宜。

### ③生殖腺反射区

『定位』 位于双手掌腕横纹中点处，相当于手厥阴心包经的大陵穴的位置。

『按摩』 用掐法掐按生殖腺反射区1~2分钟，以局部酸痛为宜。

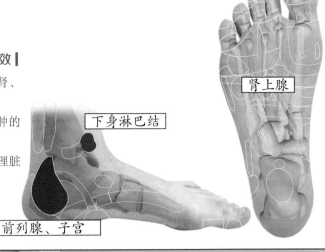

## 治疗子宫肌瘤的足反射区及功效

前列腺、子宫反射区具有益气固肾、
调经止带的功效。

下身淋巴结反射区具有抗炎消肿的
功效。

肾上腺反射区具有消肿止痛、调理脏
腑的功效。

肾上腺

下身淋巴结

前列腺、子宫

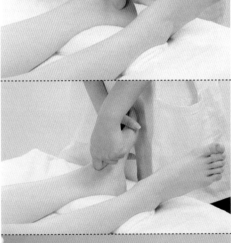

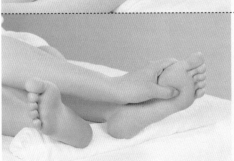

# 足部反射区

## ①前列腺、子宫反射区

『定位』 位于双足足跟骨内侧内踝后下方
的类似三角形区域。

『按摩』 用单食指叩拳法顶压前列腺、子
宫反射区2~5分钟，以局部酸痛为宜。

## ②下身淋巴结反射区

『定位』 位于双足足背内侧踝骨前，由距
骨、舟骨构成的凹陷处。

『按摩』 用单食指叩拳法顶压下身淋巴结
反射区2~5分钟，以局部酸痛为宜。

## ③肾上腺反射区

『定位』 位于双足足底部，第二、第三跖
骨体之间，距离跖骨头近心端一拇指宽
处，肾反射区前端。

『按摩』 用拇指指腹按压法按压肾上腺反
射区2~5分钟，以局部酸痛为宜。

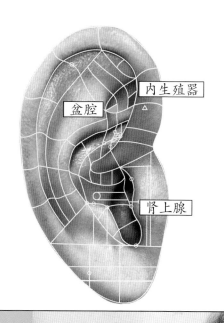

盆腔

内生殖器

肾上腺

**治疗子宫肌瘤的耳反射区及功效**

盆腔反射区具有调经止痛、活血化瘀的功效。

内生殖器反射区具有补益肝肾、祛瘀止痛、调经止带的功效。

肾上腺反射区具有培元固本、回阳固脱、祛风止痛、清热解毒的功效。

## 耳部反射区

### ①盆腔反射区

『定位』 位于三角窝后1/3的下部，即三角窝5区。

『按摩』 用切按法切压盆腔反射区1～2分钟，以按摩部位发红或有酸胀感为宜。

### ②内生殖器反射区

『定位』 位于三角窝前1/3的下部，即三角窝2区。

『按摩』 用切按法切压内生殖器反射区1～2分钟，以按摩部位发红或有酸胀感为宜。

### ③肾上腺反射区

『定位』 位于耳屏游离缘下部尖端，即耳屏2区后缘处。

『按摩』 用切按法切压肾上腺反射区1～2分钟，以按摩部位发红或有酸胀感为宜。

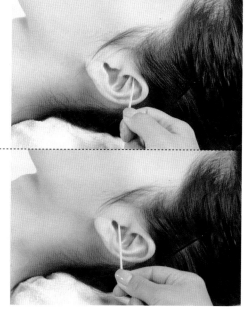

# 不孕症
## 男方无病却无子

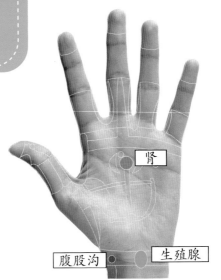

**肾**

**腹股沟**  **生殖腺**

**|治疗不孕症的手反射区及功效|**

生殖腺反射区具有清热利湿、益肾固带的功效。

腹股沟反射区具有固肾滋阴的功效。

肾反射区具有补肾强腰、通利二便的功效。

# 手部反射区

## ①生殖腺反射区

『定位』 位于双手掌腕横纹中点处，相当于手厥阴心包经的大陵穴的位置。

『按摩』 用指揉法按揉生殖腺反射区1~2分钟，以局部酸痛为宜。

## ②腹股沟反射区

『定位』 位于双手掌面腕横纹的桡侧端，桡骨头凹陷处，相当于太渊穴的位置。

『按摩』 用指按法按压腹股沟反射区1~2分钟，以局部酸痛为宜。

## ③肾反射区

『定位』 位于双手的中央区域，第三掌骨中点，相当于劳宫穴的位置。

『按摩』 用指揉法按揉肾反射区1~2分钟，以局部酸痛为宜。

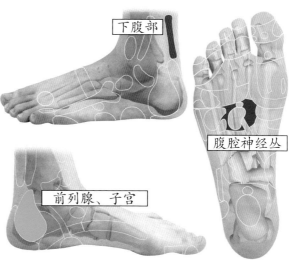

下腹部

腹腔神经丛

前列腺、子宫

**│治疗不孕症的足反射区及功效│**

腹腔神经丛反射区具有调经止痛的
功效。

前列腺、子宫反射区具有益气固肾、
调经止带的功效。

下腹部反射区具有调经止痛的功效。

## 足部反射区

### ①腹腔神经丛反射区

『定位』 位于双足足底第二至第四跖骨体
处，分布于肾反射区周围的椭圆形区域。

『按摩』 用拇指指腹按压法按压腹腔神经
丛反射区2~5分钟，以局部酸痛为宜。

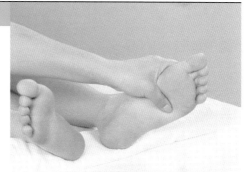

### ②下腹部反射区

『定位』 位于双小腿腓骨外侧后方，自足
踝骨后方向上延伸四横指的带状区域。

『按摩』 用掐法掐按下腹部反射区2~5分
钟，以局部酸痛为宜。

### ③前列腺、子宫反射区

『定位』 位于双足足跟骨内侧内踝后下方
的类似三角形区域。

『按摩』 用拇指指腹按压法按压前列腺、
子宫反射区2~5分钟，以局部酸痛为宜。

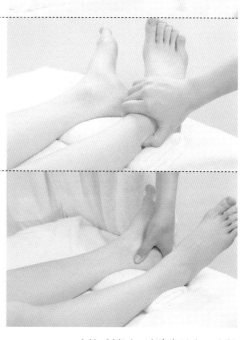

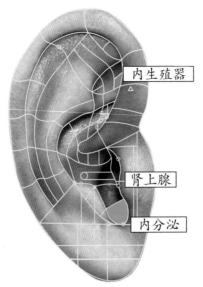

内生殖器

肾上腺

内分泌

**┃治疗不孕症的耳反射区及功效┃**

内生殖器反射区具有补益肝肾、祛瘀止痛、调经止带的功效。

内分泌反射区调经统血、健脾回阳的功效。

肾上腺反射区具有培元固本、回阳固脱、祛风止痛、清热解毒的功效。

## 耳部反射区

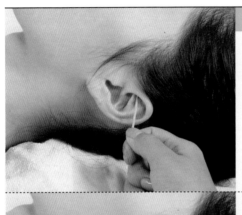

### ①内生殖器反射区

『定位』 位于三角窝前1/3的下部，即三角窝2区。

『按摩』 用切按法切压内生殖器反射区1～2分钟，以按摩部位发红或有酸胀感为宜。

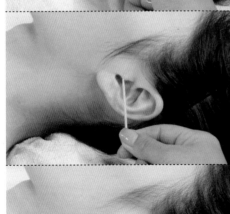

### ②肾上腺反射区

『定位』 位于耳屏游离缘下部尖端，即耳屏2区后缘处。

『按摩』 用切按法切压肾反射区1～2分钟，以按摩部位发红或有酸胀感为宜。

### ③内分泌反射区

『定位』 位于屏间切迹内，耳甲腔的底部，即耳甲18区。

『按摩』 用切按法切压内分泌反射区1～2分钟，以按摩部位发红或有酸胀感为宜。

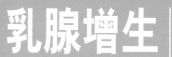

# 乳腺增生
## 乳房疼痛非炎症

**▌治疗乳腺增生的手反射区及功效▌**

胸（乳房）反射区具有清心泻热、理气活络的功效。

肾上腺反射区具有培元固本、回阳固脱、祛风止痛、清热解毒的功效。

肾反射区具有补肾强腰、通利二便的功效。

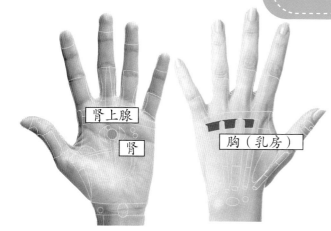

肾上腺

肾

胸（乳房）

## 手部反射区

### ①胸（乳房）反射区

『定位』 位于双手手背第二、第三、第四掌骨的远端。

『按摩』 用指揉法按揉胸（乳房）反射区1~2分钟，以局部酸痛为宜。

### ②肾上腺反射区

『定位』 位于双手掌面第二、第三掌骨之间，距离第二、第三掌骨头1.5~2厘米处。

『按摩』 用指揉法按揉肾上腺反射区1~2分钟，以局部酸痛为宜。

### ③肾反射区

『定位』 位于双手的中央区域，第三掌骨中点，相当于劳宫穴的位置。

『按摩』 用指揉法按揉肾反射区1~2分钟，以局部酸痛为宜。

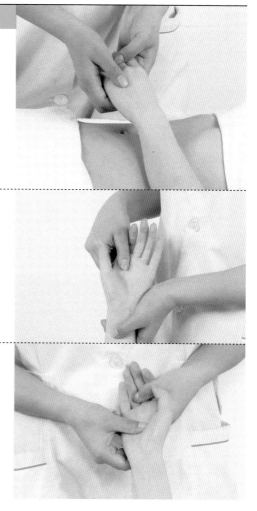

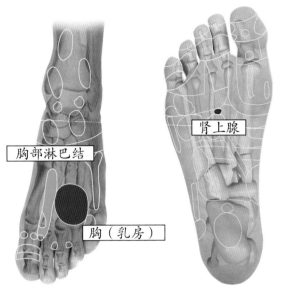

**| 治疗乳腺增生的足反射区及功效 |**

胸（乳房）反射区具有清心泻热、理气
活络的功效。

胸部淋巴结反射区具有消炎镇痛的功效。

肾上腺反射区具有消肿止痛、调理脏腑
的功效。

肾上腺

胸部淋巴结

胸（乳房）

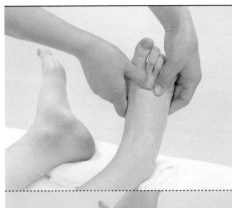

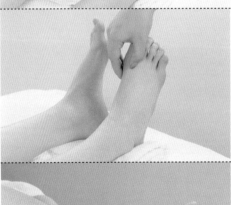

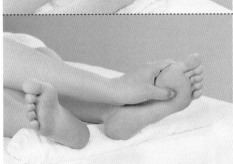

## 足部反射区

### ①胸（乳房）反射区

『定位』位于双足足背第二、第三、第四
跖骨所形成的带状区域。

『按摩』用拇指指腹按压法按压胸（乳房）
反射区2~5分钟，以局部酸痛为宜。

### ②胸部淋巴结反射区

『定位』位于双足足背第一跖骨及第二跖
骨间缝处。

『按摩』用掐法掐按胸部淋巴结反射区
2~5分钟，以局部酸痛为宜。

### ③肾上腺反射区

『定位』位于双足足底部，第二、第三跖
骨体之间，距离跖骨头近心端一拇指宽
处，肾反射区前端。

『按摩』用拇指指腹按压法按压肾上腺反
射区2~5分钟，以局部酸痛为宜。

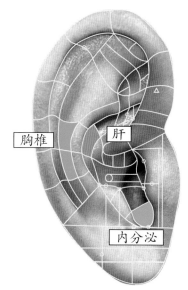

**| 治疗乳腺增生的耳反射区及功效 |**

肝反射区具有疏肝利胆、清头明目、疏通经络的功效。

内分泌反射区具有清热解毒、祛风止痒、除湿止痛的功效。

胸椎反射区具有舒筋活络止痛的功效。

胸椎　肝

内分泌

## 耳部反射区

### ①肝反射区

『定位』位于耳甲艇的后下部，即耳甲12区。

『按摩』用切按法切压肝反射区1～2分钟，以按摩部位发红或有酸胀感为宜。

### ②内分泌反射区

『定位』位于屏间切迹内，耳甲腔的底部，即耳甲18区。

『按摩』用切按法切压内分泌反射区1～2分钟，以按摩部位发红或有酸胀感为宜。

### ③胸椎反射区

『定位』位于胸反射区后方，即对耳轮11区。

『按摩』用指摩法搓摩胸椎反射区1～2分钟，以按摩部位发红或有酸胀感为宜。

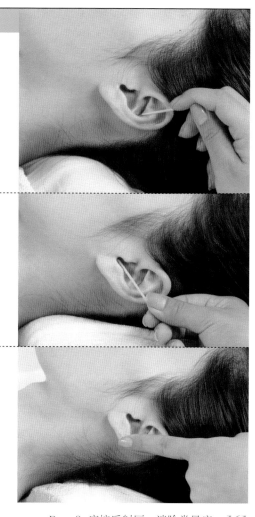

# 性冷淡

**快感不足恐性事**

**治疗性冷淡的手反射区及功效**

生殖腺反射区具有清热利湿、益肾固带的功效。

腹股沟反射区具有固肾滋阴的功效。

垂体反射区具有调经统血的功效的功效。

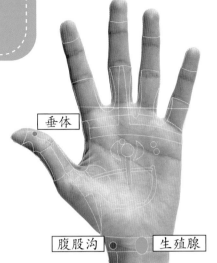

垂体

腹股沟　生殖腺

## 手部反射区

### ①生殖腺反射区

『定位』 位于双手掌腕横纹中点处，相当于手厥阴心包经的大陵穴的位置。

『按摩』 用指揉法按揉生殖腺反射区1~2分钟，以局部酸痛为宜。

### ②腹股沟反射区

『定位』 位于双手掌面腕横纹的桡侧端，桡骨头凹陷处，相当于太渊穴的位置。

『按摩』 用指揉法按揉腹股沟反射区1~2分钟，以局部酸痛为宜。

### ③垂体反射区

『定位』 位于双手拇指指腹中央，大脑反射区深处。

『按摩』 用掐法掐按垂体反射区1~2分钟，以局部酸痛为宜。

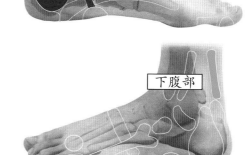

前列腺、子宫

尿道、阴道

下腹部

**┃治疗性冷淡的足反射区及功效┃**

下腹部反射区具有调经止痛的功效。

尿道、阴道反射区具有益气固肾、消肿利尿的功效。

前列腺、子宫反射区具有益气固肾、调经止带的功效。

## 足部反射区

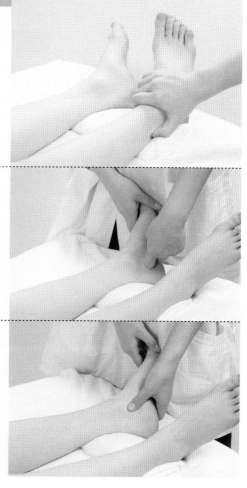

### ①下腹部反射区

『定位』 位于双小腿腓骨外侧后方，自足踝骨后方向上延伸四横指的带状区域。

『按摩』 用掐法掐按下腹部反射区2~5分钟，以局部酸痛为宜。

### ②前列腺、子宫反射区

『定位』 位于双足足跟骨内侧内踝后下方的类似三角形区域。

『按摩』 用单食指叩拳法顶压前列腺、子宫反射区2~5分钟，以局部酸痛为宜。

### ③尿道、阴道反射区

『定位』 位于双足足跟内侧，自膀胱反射区向上斜穿前列腺、子宫反射区的一条带状反射区。

『按摩』 用拇指指腹按压法按压尿道、阴道反射区2~5分钟，以局部酸痛为宜。

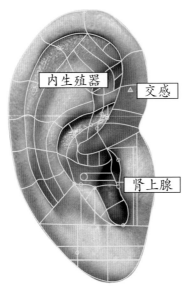

内生殖器　交感

肾上腺

**┃治疗性冷淡的耳反射区及功效┃**

内生殖器反射区具有补益肝肾、祛瘀
止痛、调经止带的功效。
肾上腺反射区具有补肾壮阳的功效。
交感反射区具有镇静安神、镇痛解
痉、调节自主神经功能的功效。

## 耳部反射区

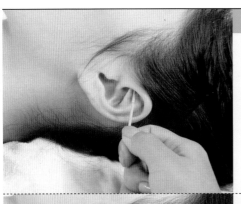

### ①内生殖器反射区

『定位』 位于三角窝前1/3的下部，即三
角窝2区。

『按摩』 用切按法切压内生殖器反射区
1~2分钟，以按摩部位发红或有酸胀感
为宜。

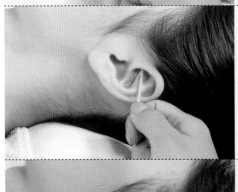

### ②交感反射区

『定位』 位于对耳轮下脚前端与耳轮内缘
交界处，即对耳轮6区前端。

『按摩』 用切按法切压交感反射区1~2分
钟，以按摩部位发红或有酸胀感为宜。

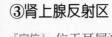

### ③肾上腺反射区

『定位』 位于耳屏游离缘下部尖端，即耳
屏2区后缘处。

『按摩』 用切按法切压肾上腺反射区
1~2分钟，以按摩部位发红或有酸胀感
为宜。

# 更年期综合征

肾气衰退精神乱

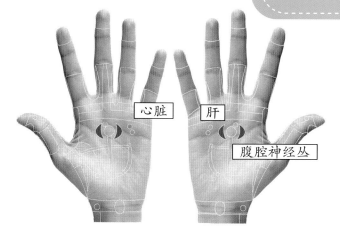

心脏　肝

腹腔神经丛

**｜治疗更年期综合征的手反射区及功效｜**

心脏反射区具有理气止痛、强心通脉的功效。

肝反射区具有养肝明目的功效。

腹腔神经丛反射区具有调经统血，健脾回阳的功效。

## 手部反射区

### ①心脏反射区

『定位』 位于左手尺侧，手掌及手背第四、第五掌骨之间，近掌骨头处。

『按摩』 用掐法掐按心脏反射区1～2分钟，以局部酸痛为宜。

### ②肝反射区

『定位』 位于右手的掌面，第四、第五掌骨体之间近掌骨头处。

『按摩』 用指揉法按揉肝反射区1～2分钟，以局部酸痛为宜。

### ③腹腔神经丛反射区

『定位』 位于双手掌掌心第二、第三掌骨及第三、第四掌骨之间，肾反射区的两侧。

『按摩』 用指按法按压腹腔神经丛反射区1～2分钟，以局部酸痛为宜。

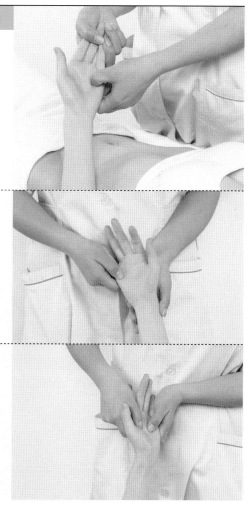

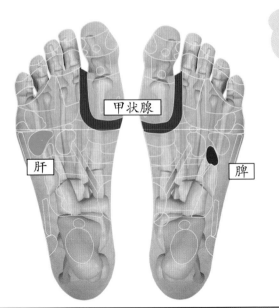

**│治疗更年期综合征的足反射区及功效│**

肝反射区具有养肝明目的功效。

甲状腺反射区具有清心安神、通经活络的
功效。

脾反射区具有助阳健脾、通调肠气的功效。

# 足部反射区

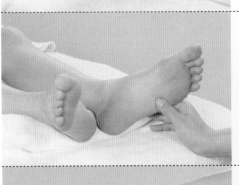

## ①肝反射区

『定位』 位于右足足底第四跖骨与第五跖
骨前段之间，位于肺反射区的后方及足
背上与该区域相对应的位置。

『按摩』 用拇指指腹按压法按压肝反射区
2～5分钟，以局部酸痛为宜。

## ②脾反射区

『定位』 位于左足足底第四、第五跖骨之
间，距心脏反射区下方约一横指处。

『按摩』 用拇指指腹按压法按压脾反射区
2～5分钟，以局部酸痛为宜。

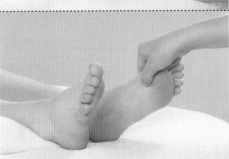

## ③甲状腺反射区

『定位』 位于双足足底第一跖骨与第二跖
骨之间前半部，并转而横跨第一跖骨中
部，呈"L"形带状。

『按摩』 用拇指指腹按压法按压甲状腺反
射区2～5分钟，以局部酸痛为宜。

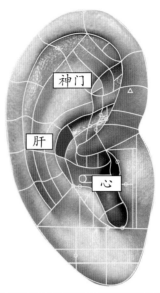

**治疗更年期综合征的耳反射区及功效**

心反射区具有调经统血的功效。

神门反射区具有醒脑开窍、镇静安神、清热解毒、祛风止痛的功效。

肝反射区具有保肝利胆、理气调经的功效。

## 耳部反射区

### ①心反射区

『定位』 位于耳甲腔正中凹陷处，即耳甲15区。

『按摩』 用切按法切压心反射区1~2分钟，以按摩部位发红或有酸胀感为宜。

### ②肝反射区

『定位』 位于耳甲艇的后下部，即耳甲12区。

『按摩』 用切按法切压肝反射区1~2分钟，以按摩部位发红或有酸胀感为宜。

### ③神门反射区

『定位』 位于三角窝后1/3的上部，即三角窝4区。

『按摩』 用捏揉法揉动神门反射区1~2分钟，以按摩部位发红或有酸胀感为宜。

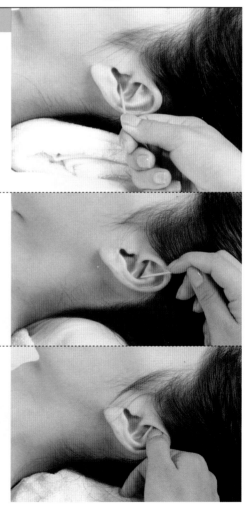

# 遗精
### 精神萎靡腰膝软

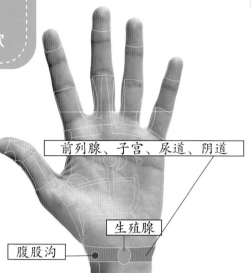

前列腺、子宫、尿道、阴道

生殖腺

腹股沟

**❙治疗遗精的手反射区及功效❙**

生殖腺反射区具有清热利湿、益肾固带的功效。

腹股沟反射区具有固肾滋阴的功效。

前列腺、子宫、尿道、阴道反射区具有益气固肾、消肿利尿的功效。

## 手部反射区

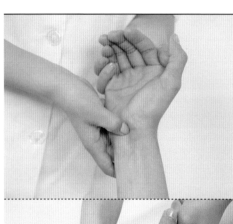

### ①生殖腺反射区

『定位』 位于双手掌腕横纹中点处，相当于手厥阴心包经的大陵穴的位置。

『按摩』 用掐法掐按生殖腺反射区1～2分钟，以局部酸痛为宜。

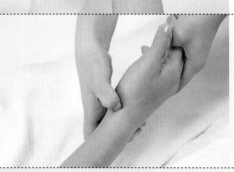

### ②腹股沟反射区

『定位』 位于双手掌面腕横纹的桡侧端，桡骨头凹陷处，相当于太渊穴的位置。

『按摩』 用掐法掐按腹股沟反射区1～2分钟，以局部酸痛为宜。

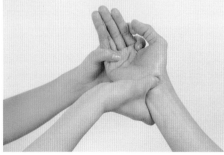

### ③前列腺、子宫、尿道、阴道反射区

『定位』 位于双手掌面腕横纹中点两侧的带状区域。

『按摩』 用掐法掐按前列腺、子宫、尿道、阴道反射区1～2分钟，以局部酸痛为宜。

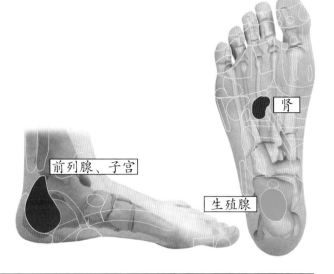

**┃治疗遗精的足反射区及功效┃**

前列腺、子宫反射区具有益气固
肾、消炎利尿的功效。

肾反射区具有补肾强腰、通利二
便的功效。

生殖腺反射区具有清热利湿、益
肾固带。

前列腺、子宫

肾

生殖腺

## 足部反射区

### ①前列腺、子宫反射区

『定位』 位于双足足跟骨内侧内踝后下方
的类似三角形区域。

『按摩』 用单食指叩拳法顶压前列腺、子
宫反射区2～5分钟，以局部酸痛为宜。

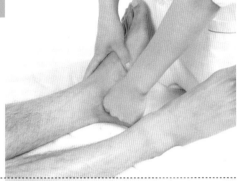

### ②肾反射区

『定位』 位于双足足底部，第二跖骨与第
三跖骨体之间，近跖骨底处，蜷足时中
央凹陷处。

『按摩』 用掐法掐按肾反射区2～5分钟，
以局部酸痛为宜。

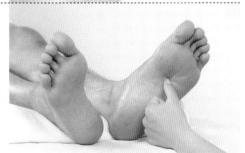

### ③生殖腺反射区

『定位』 位于双足足底跟骨中央处域。

『按摩』 用拇指指腹按压法按压生殖腺反
射区2～5分钟，以局部酸痛为宜。

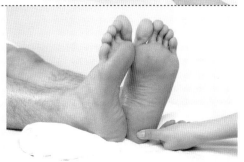

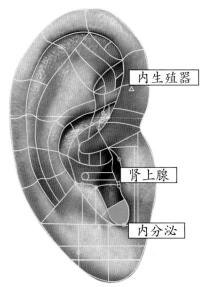

内生殖器
肾上腺
内分泌

**|治疗遗精的耳反射区及功效|**

肾上腺反射区具有培元固本、回阳固脱、祛风止痛、清热解毒的功效。

内分泌反射区具有清热解毒、祛风止痒、除湿止痛的功效。

内生殖器反射区具有补益肝肾、祛瘀止痛、调经止带的功效。

## 耳部反射区

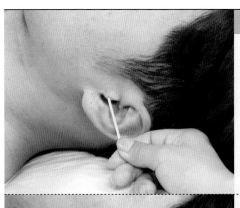

### ①肾上腺反射区

『定位』 位于耳屏游离缘下部尖端，即耳屏2区后缘处。

『按摩』 用切按法切压肾上腺反射区1~2分钟，以按摩部位发红或有酸胀感为宜。

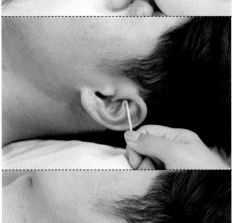

### ②内生殖器反射区

『定位』 位于三角窝前1/3的下部，即三角窝2区。

『按摩』 用搓摩法搓摩内生殖器反射区1~2分钟，以按摩部位发红或有酸胀感为宜。

### ③内分泌反射区

『定位』 位于屏间切迹内，耳甲腔的底部，即耳甲18区。

『按摩』 用切按法切压内分泌反射区1~2分钟，以按摩部位发红或有酸胀感为宜。

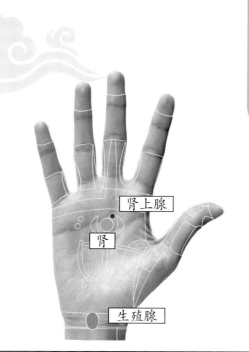

肾上腺

肾

生殖腺

**|治疗早泄的手反射区及功效|**

生殖腺反射区具有清热利湿、益肾固精的功效。

肾反射区具有补肾强腰、固精止遗的功效。

肾上腺反射区具有清热通络的功效。

## 手部反射区

### ①生殖腺反射区

『定位』位于双手掌腕横纹中点处，相当于手厥阴心包经的大陵穴的位置。

『按摩』用指揉法按揉生殖腺反射区1~2分钟，以局部酸痛为宜。

### ②肾反射区

『定位』位于双手的中央区域，第三掌骨中点，相当于劳宫穴的位置。

『按摩』用指按法按压肾反射区1~2分钟，以局部酸痛为宜。

### ③肾上腺反射区

『定位』位于双手掌面第二、第三掌骨之间，距离第二、第三掌骨头1.5~2厘米处。

『按摩』用掐法掐按肾上腺反射区1~2分钟，以局部酸痛为宜。

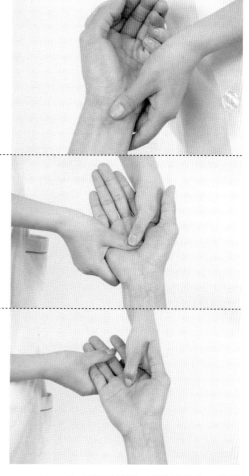

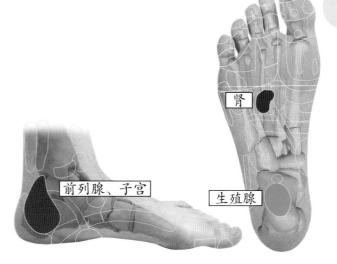

**肾**

**前列腺、子宫**

**生殖腺**

## 治疗早泄的足反射区及功效

生殖腺反射区具有清热利湿、益肾固精的功效。

前列腺、子宫反射区益气固肾、消炎利尿的功效。

肾反射区具有补肾强腰、通利二便的功效。

# 足部反射区

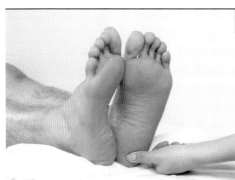

## ①生殖腺反射区

『定位』 位于双足足底跟骨中央处域。

『按摩』 用拇指指腹按压法按压生殖腺反射区2~5分钟，以局部酸痛为宜。

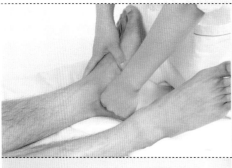

## ②前列腺、子宫反射区

『定位』 位于双足足跟骨内侧内踝后下方的类似三角形区域。

『按摩』 用单食指叩拳法顶压前列腺、子宫反射区2~5分钟，以局部酸痛为宜。

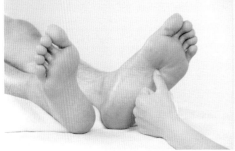

## ③肾反射区

『定位』 位于双足足底部，第二跖骨与第三跖骨体之间，近跖骨底处，蜷足时中央凹陷处。

『按摩』 用掐法掐按肾反射区2~5分钟，以局部酸痛为宜。

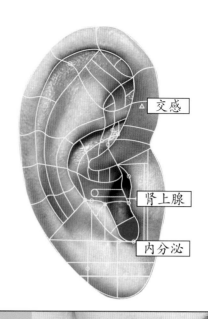

△ 交感

肾上腺

内分泌

**｜治疗早泄的耳反射区及功效｜**

交感反射区具有镇静安神、镇痛解痉、调节自主神经功能的功效。

内分泌反射区具有清热解毒、祛风止痒、除湿止痛的功效。

肾上腺反射区具有培元固本、回阳固脱、祛风止痛、清热解毒的功效。

## 耳部反射区

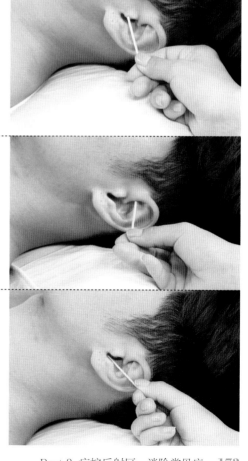

### ①肾上腺反射区

『定位』 位于耳屏游离缘下部尖端，即耳屏2区后缘处。

『按摩』 用切按法切压肾上腺反射区1～2分钟，以按摩部位发红或有酸胀感为宜。

### ②交感反射区

『定位』 位于对耳轮下脚前端与耳轮内缘交界处，即对耳轮6区前端。

『按摩』 用切按法切压交感反射区1～2分钟，以按摩部位发红或有酸胀感为宜。

### ③内分泌反射区

『定位』 位于屏间切迹内，耳甲腔的底部，即耳甲18区。

『按摩』 用切按法切压内分泌反射区1～2分钟，以按摩部位发红或有酸胀感为宜。

# 阳痿

肾阳亏虚勃起难

**治疗阳痿的手足耳反射区**

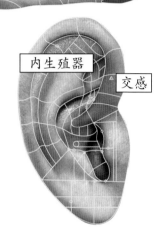

外尾骨

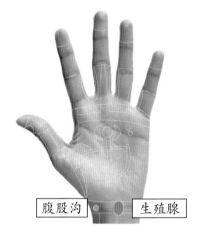

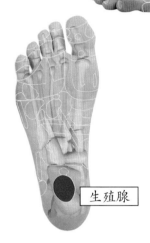

内生殖器

交感

腹股沟　生殖腺

生殖腺

## 手部反射区

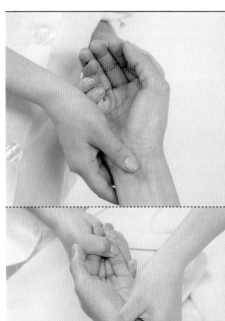

### ①生殖腺反射区

『定位』 位于双手掌腕横纹中点处，相当于手厥阴心包经的大陵穴的位置。

『按摩』 用指揉法按揉生殖腺反射区1~2分钟，以局部酸痛为宜。

### ②腹股沟反射区

『定位』 位于双手掌面腕横纹的桡侧端，桡骨头凹陷处，相当于太渊穴的位置。

『按摩』 用指揉法按揉腹股沟反射区1~2分钟，以局部酸痛为宜。

# 足部反射区

## ①生殖腺反射区

『定位』 位于双足足底跟骨中央处域。

『按摩』 用拇指指腹按压法按压生殖腺反射区2~5分钟，以局部酸痛为宜。

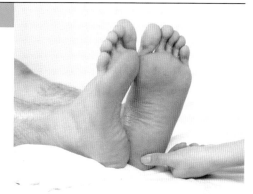

## ②外尾骨反射区

『定位』 位于双足外侧，沿跟骨结节向后方外侧的一带状区域。

『按摩』 用拇指指腹按压法按压外尾骨反射区2~5分钟，以局部酸痛为宜。

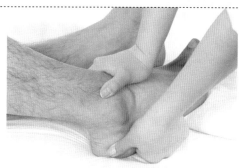

# 耳部反射区

## ①內生殖器反射区

『定位』 位于三角窝前1/3的下部，即三角窝2区。

『按摩』 用切按法切压内生殖器反射区1~2分钟，以按摩部位发红或有酸胀感为宜。

## ②交感反射区

『定位』 位于对耳轮下脚前端与耳轮内缘交界处，即对耳轮6区前端。

『按摩』 用切按法切压交感反射区1~2分钟，以按摩部位发红或有酸胀感为宜。

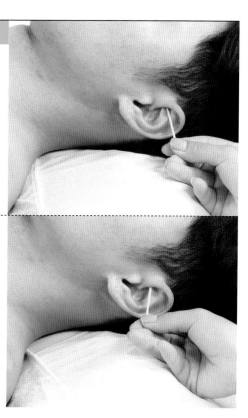

# 前列腺炎
## 尿频尿急尿不尽

**治疗前列腺炎的手足耳反射区**

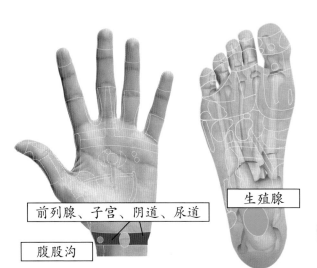

前列腺、子宫、阴道、尿道

腹股沟

生殖腺

前列腺、子宫

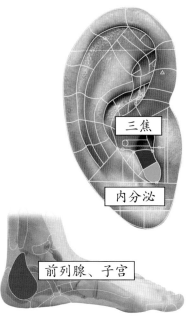

三焦

内分泌

## 手部反射区

### ①前列腺、子宫、阴道、尿道反射区

『定位』 位于双手掌面腕横纹中点两侧的带状区域。

『按摩』 用指按法按压前列腺、子宫、阴道、尿道反射区1~2分钟，以局部酸痛为宜。

### ②腹股沟反射区

『定位』 位于双手掌面腕横纹的桡侧端，桡骨头凹陷处，相当于太渊穴的位置。

『按摩』 用掐法掐按腹股沟反射区1~2分钟，以局部酸痛为宜。

## 足部反射区

### ①生殖腺反射区

『定位』 位于双足足底跟骨中央处域。

『按摩』 用单食指叩拳法顶压生殖腺反射区2~5分钟，以局部酸痛为宜。

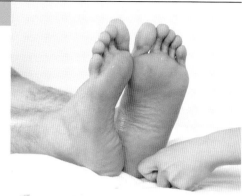

### ②前列腺、子宫反射区

『定位』 位于双足足跟骨内侧内踝后下方的类似三角形区域。

『按摩』 用单食指叩拳法顶压前列腺、子宫反射区2~5分钟，以局部酸痛为宜。

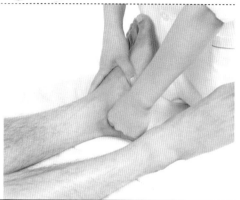

## 耳部反射区

### ①三焦反射区

『定位』 位于外耳门后下，肺与内分泌反射区之间，即耳甲17区。

『按摩』 用切按法切压三焦反射区1~2分钟，以按摩部位发红或有酸胀感为宜。

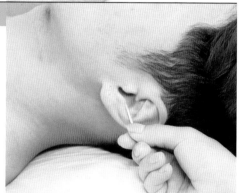

### ②内分泌反射区

『定位』 位于屏间切迹内，耳甲腔的底部，即耳甲18区。

『按摩』 用切按法切压内分泌反射区1~2分钟，以按摩部位发红或有酸胀感为宜。

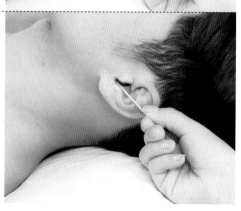

# 骨伤科疾病

## 颈椎病
### 头颈肩臂上胸疼

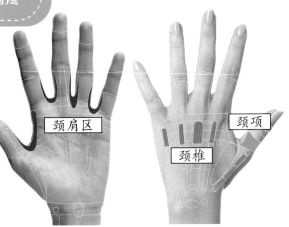

| 颈肩区 | 颈项 |
| 颈椎 |

**治疗颈椎病的手反射区及功效**

颈椎反射区具有理气活血的功效。
颈肩区反射区具有祛风散寒、通关
开窍的功效。
颈项反射区具有舒筋活络的功效。

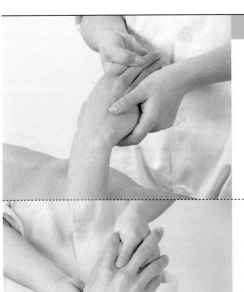

## 手部反射区

### ①颈椎反射区

『定位』 位于手背部，各掌骨背侧远端
1/5处。

『按摩』 用指按法按压颈椎反射区1～2分
钟，以局部酸痛为宜。

### ②颈肩区反射区

『定位』 位于双手各指根部近节指骨的两
侧及各掌指关节接合部，手背面为颈肩
后区，手掌面为颈肩前区。

『按摩』 用指揉法按揉颈肩区反射区1～2
分钟，以局部酸痛为宜。

### ③颈项反射区

『定位』 位于双手拇指近节掌面和背侧。

『按摩』 用指按法按压颈项反射区1～2分
钟，以局部酸痛为宜。

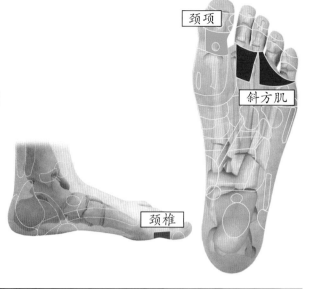

颈项

斜方肌

颈椎

**▌治疗颈椎病的足反射区及功效▐**

斜方肌反射区具有疏经活络的功效。
颈项反射区具有舒筋活络的功效。
颈椎反射区具有理气活血的功效。

## 足部反射区

### ①颈椎反射区

『定位』 位于双足拇趾根部内侧横纹尽头。
『按摩』 用掐法掐按颈椎反射区2~5分
钟，以局部酸痛为宜。

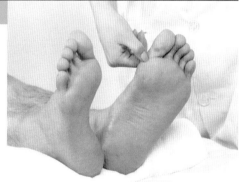

### ②斜方肌反射区

『定位』 位于双足底眼、耳反射区的近心
端，呈一横指宽的带状区。
『按摩』 用刮压法刮压斜方肌反射区2~5
分钟，以局部酸痛为宜。

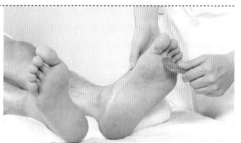

### ③颈项反射区

『定位』 位于双足拇趾根部横纹处。
『按摩』 采用掐法掐按颈项反射区2~5分
钟，以局部酸痛为宜。

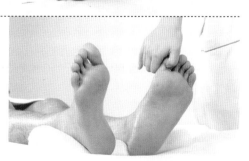

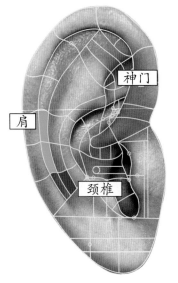

神门

肩

颈椎

**┃治疗颈椎病的耳反射区及功效┃**

神门反射区具有醒脑开窍、镇静安神、清热解毒、祛风止痛的功效。

肩反射区具有舒筋活络的功效。

颈椎反射区具有醒神开窍、舒利关节的功效。

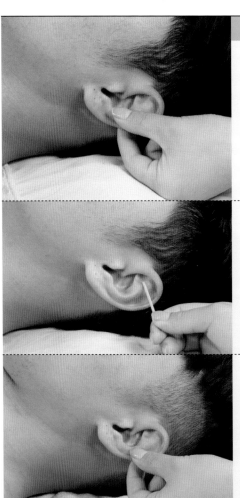

## 耳部反射区

### ①颈椎反射区

『定位』 位于颈区后方，即对耳轮13区。

『按摩』 用捏揉法揉动颈椎反射区1~2分钟，以按摩部位发红或有酸胀感为宜。

### ②神门反射区

『定位』 位于三角窝后1/3的上部，即三角窝4区。

『按摩』 用切按法切压神门反射区1~2分钟，以按摩部位发红或有酸胀感为宜。

### ③肩反射区

『定位』 位于肘区的下方处，即耳舟4、5区。

『按摩』 用捏揉法揉动肩反射区1~2分钟，以按摩部位发红或有酸胀感为宜。

# 肩周炎

**活动受限夜间重**

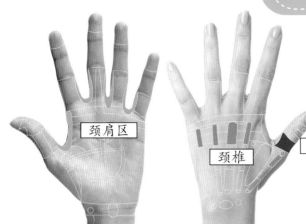

颈肩区　颈椎　颈项

**｜治疗肩周炎的手反射区及功效｜**

颈肩区反射区具有祛风散寒、通关开窍的功效。

颈椎反射区具有理气活血的功效。

颈项反射区具有舒筋活络的功效。

## 手部反射区

### ①颈肩区反射区

『定位』 位于双手各指根部近节指骨的两侧及各掌指关节接合部，手背面为颈肩后区，手掌面为颈肩前区。

『按摩』 用指揉法按揉颈肩区反射区1～2分钟，以局部酸痛为宜。

### ②颈椎反射区

『定位』 位于手背部，各掌骨背侧远端1/5处。

『按摩』 用指揉法按揉颈椎反射区1～2分钟，以局部酸痛为宜。

### ③颈项反射区

『定位』 位于双手拇指近节掌面和背侧。

『按摩』 用掐法掐按颈项反射区1～2分钟，以局部酸痛为宜。

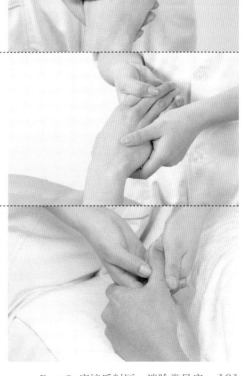

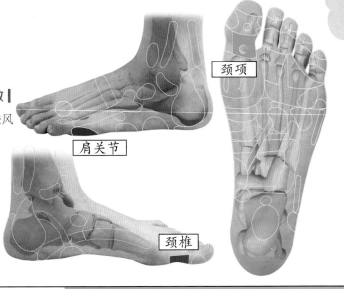

**治疗肩周炎的足反射区及功效**

肩关节反射区具有舒筋活络、祛风
止痛的功效。

颈项反射区具有舒筋活络的功效。

颈椎反射区具有理气活血的功效。

颈项

肩关节

颈椎

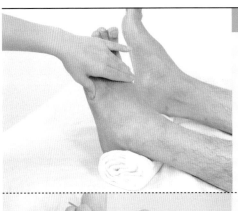

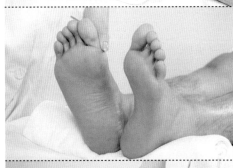

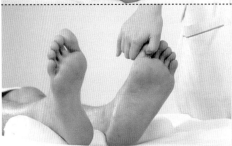

## 足部反射区

### ①肩关节反射区

『定位』 位于双足足底外侧，小趾骨与跖
骨关节处，以及足背的小趾骨外缘与凸
起趾骨与跖骨关节处。

『按摩』 用拇指指腹按压法按压肩关节反
射区2~5分钟，以局部酸痛为宜。

### ②颈椎反射区

『定位』 位于双足拇趾根部内侧横纹尽头。

『按摩』 用拇指指腹按压法按压颈椎反射
区2~5分钟，以局部酸痛为宜。

### ③颈项反射区

『定位』 位于双足拇趾根部横纹处。

『按摩』 用掐法掐按颈项反射区2~5分
钟，以局部酸痛为宜。

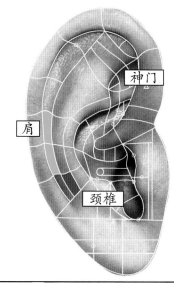

**治疗肩周炎的耳反射区及功效**

肩反射区具有舒筋活络的功效。
神门反射区具有醒脑开窍、镇静安神、清热解毒、祛风止痛的功效。
颈椎反射区具有醒神开窍、舒利关节的功效。

神门

肩

颈椎

## 耳部反射区

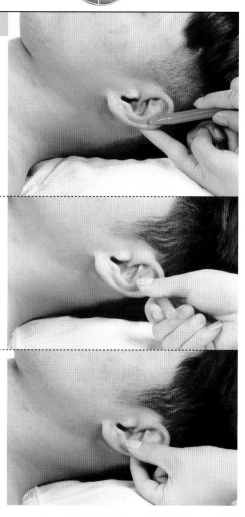

### ①肩反射区

『定位』位于肘反射区的下方处，即耳舟4、5区。

『按摩』用搓摩法搓摩肩反射区1～2分钟，以按摩部位发红或有酸胀感为宜。

### ②神门反射区

『定位』位于三角窝后1/3的上部，即三角窝4区。

『按摩』用搓摩法搓摩神门反射区1～2分钟，以按摩部位发红或有酸胀感为宜。

### ③颈椎反射区

『定位』位于颈区后方，即对耳轮13区。

『按摩』用捏揉法揉动颈椎反射区1～2分钟，以按摩部位发红或有酸胀感为宜。

# 急性腰扭伤
## 剧烈疼痛伤持续

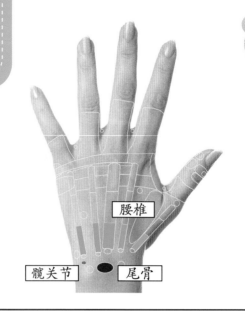

腰椎

髋关节    尾骨

**┃治疗急性腰扭伤的手反射区及功效┃**

腰椎反射区具有强筋健骨、益肾助阳的功效。

髋关节反射区具有通络止痛的功效。

尾骨反射区具有祛风舒筋的功效。

## 手部反射区

### ①腰椎反射区

『定位』 位于双手背侧，各掌骨近端，约占整个掌骨体的2/5。

『按摩』 用擦法推擦腰椎反射区1～2分钟，以局部酸痛为宜。

### ②髋关节反射区

『定位』 位于双手背侧，尺骨和桡骨茎突骨面的周围。

『按摩』 用掐法掐按髋关节反射区1～2分钟，以局部酸痛为宜。

### ③尾骨反射区

『定位』 位于双手背侧，腕背横纹区域。

『按摩』 用指按法按压尾骨反射区1～2分钟，以局部酸痛为宜。

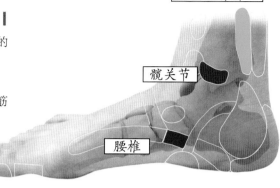

**内侧坐骨神经**

**髋关节**

**腰椎**

### ▌治疗急性腰扭伤的足反射区及功效▐

腰椎反射区具有强筋健骨、益肾助阳的
功效。

髋关节反射区具有通经止痛的功效。

内侧坐骨神经反射区具有理气止痛、舒筋
活络的功效。

## 足部反射区

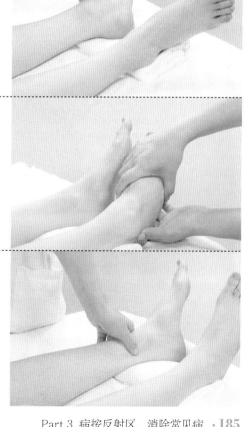

### ①腰椎反射区

『定位』 位于双足足弓内侧缘第一楔骨
至舟骨，前接胸椎反射区，后连骶骨反
射区。

『按摩』 用拇指指腹按压法按压腰椎反射
区2~5分钟，以局部酸痛为宜。

### ②髋关节反射区

『定位』 位于双足内踝下缘及外踝下缘，
呈弧形区域。

『按摩』 用拇指指腹推压法推压髋关节反
射区2~5分钟，以局部酸痛为宜。

### ③内侧坐骨神经反射区

『定位』 位于双腿内踝关节后上方起，沿
胫骨后缘上行至胫骨内侧下。

『按摩』 用拇指指腹按压法按压内侧坐骨
神经反射区2~5分钟，以局部酸痛为宜。

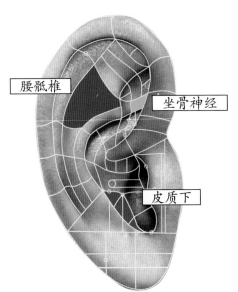

腰骶椎

坐骨神经

皮质下

**┃治疗急性腰扭伤的耳反射区及功效┃**

皮质下反射区具有醒脑开窍、镇静安神、回阳救逆的功效。

坐骨神经反射区具有舒筋活血、通络止痛的功效。

腰骶椎反射区具有补肾强腰、理气止痛的功效。

## 耳部反射区

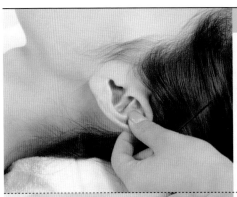

### ①腰骶椎反射区

『定位』 位于腹区后方，即对耳轮9区。

『按摩』 用捏揉法揉动腰骶椎反射区1～2分钟，以按摩部位发红或有酸胀感为宜。

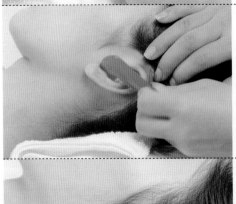

### ②皮质下反射区

『定位』 位于对耳屏内侧面，即对耳屏4区。

『按摩』 用刮拭法刮拭皮质下反射区1～2分钟，以按摩部位发红或有酸胀感为宜。

### ③坐骨神经反射区

『定位』 位于对耳轮下脚的前2/3处，即对耳轮6区。

『按摩』 用切按法切压坐骨神经反射区1～2分钟，以按摩部位发红或有酸胀感为宜。

# 腰痛
## 寒湿气血肾亏伤

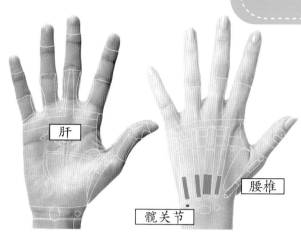

肝

腰椎

髋关节

**|治疗腰痛的手反射区及功效|**

腰椎反射区具有强筋健骨、益肾助阳的功效。

髋关节反射区具有通经止痛的功效。

肝反射区具有养肝明目的功效。

## 手部反射区

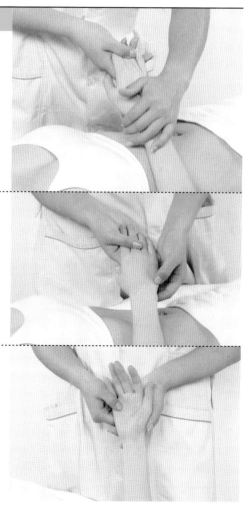

### ①腰椎反射区

『定位』 位于双手背侧，各掌骨近端，约占整个掌骨体的2/5。

『按摩』 用擦法推擦腰椎反射区1~2分钟，以局部酸痛为宜。

### ②髋关节反射区

『定位』 位于双手背侧，尺骨和桡骨茎突骨面的周围。

『按摩』 用掐法掐按髋关节反射区1~2分钟，以局部酸痛为宜。

### ③肝反射区

『定位』 位于右手的掌面，第四、第五掌骨体之间近掌骨头处。

『按摩』 用指按法按压肝反射区1~2分钟，以局部酸痛为宜。

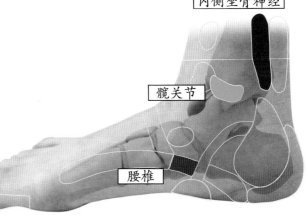

内侧坐骨神经

髋关节

腰椎

**治疗腰痛的足反射区及功效**

腰椎反射区具有强筋健骨、益肾助
阳的功效。

髋关节反射区具有通经止痛的功效。

内侧坐骨神经反射区具有理气止
痛、舒筋活络的功效。

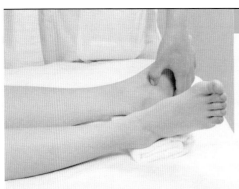

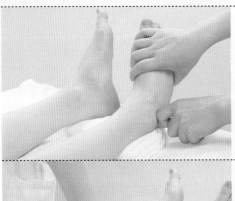

## 足部反射区

### ①腰椎反射区

『定位』 位于双足足弓内侧缘第一楔骨
至舟骨，前接胸椎反射区，后连骶骨反
射区。

『按摩』 用掐法掐按腰椎反射区2~5分
钟，以局部酸痛为宜。

### ②髋关节反射区

『定位』 位于双足内踝下缘及外踝下缘，
呈弧形区域。

『按摩』 用单食指叩拳法顶压髋关节反射
区2~5分钟，以局部酸痛为宜。

### ③内侧坐骨神经反射区

『定位』 位于双腿内踝关节后上方起，沿
胫骨后缘上行至胫骨内侧下。

『按摩』 用拇指指腹按压法按压内侧坐骨
神经反射区2~5分钟，以局部酸痛为宜。

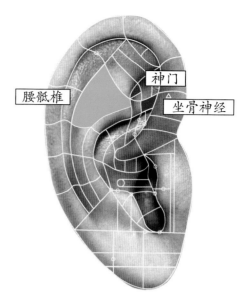

腰骶椎

神门

坐骨神经

**|治疗腰痛的耳反射区及功效 |**

坐骨神经反射区具有舒筋、活血、止痛的功效。

神门反射区具有醒脑开窍、镇静安神、清热解毒、祛风止痛的功效。

腰骶椎反射区具有补肾强腰、理气止痛的功效。

## 耳部反射区

### ①腰骶椎反射区

『定位』 位于腹区后方，即对耳轮9区。

『按摩』 用切按法切压腰骶椎反射区1～2分钟，以按摩部位发红或有酸胀感为宜。

### ②坐骨神经反射区

『定位』 位于对耳轮下脚的前2/3处，即对耳轮6区。

『按摩』 用切按法切压坐骨神经反射区1～2分钟，以按摩部位发红或有酸胀感为宜。

### ③神门反射区

『定位』 位于三角窝后1/3的上部，即三角窝4区。

『按摩』 用切按法切压神门反射区1～2分钟，以按摩部位发红或有酸胀感为宜。

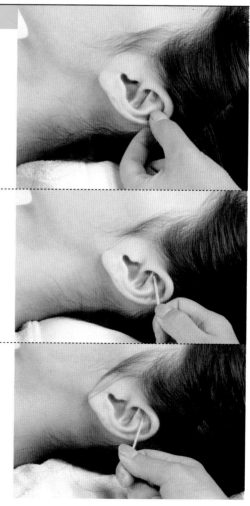

# 腰椎骨质增生
## 关节病变痛剧烈

**治疗腰椎骨质增生的手足耳反射区**

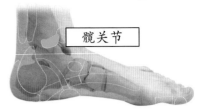

髋关节

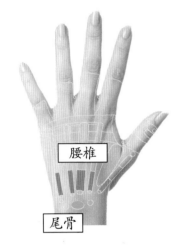

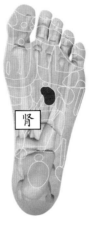

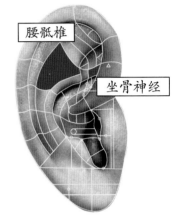

腰椎

尾骨

肾

腰骶椎

坐骨神经

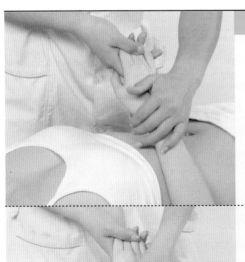

## 手部反射区

### ①腰椎反射区

『定位』位于双手背侧，各掌骨近端，约占整个掌骨体的2/5。

『按摩』用擦法推擦腰椎反射区1~2分钟，以局部酸痛为宜。

### ②尾骨反射区

『定位』位于双手背侧，腕背横纹区域。

『按摩』用掐法掐按尾骨反射区1~2分钟，以局部酸痛为宜。

## 足部反射区

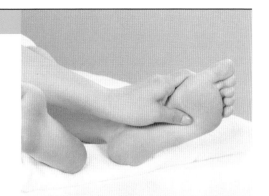

### ①肾反射区

『定位』 位于双足足底部，第二跖骨与第三跖骨体之间，近跖骨底处，蜷足时中央凹陷处。

『按摩』 用拇指指腹推压法按压肾反射区2~5分钟，以局部酸痛为宜。

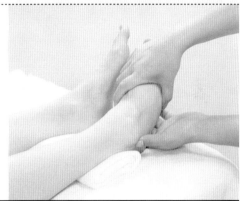

### ②髋关节反射区

『定位』 位于双足内踝下缘及外踝下缘，呈弧形区域。

『按摩』 用拇指指腹按压法按压髋关节反射区2~5分钟，以局部酸痛为宜。

## 耳部反射区

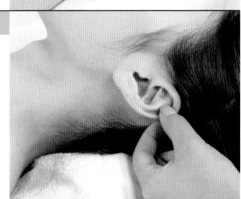

### ①腰骶椎反射区

『定位』 位于腹区后方，即对耳轮9区。

『按摩』 用切按法切压腰骶椎反射区1~2分钟，以按摩部位发红或有酸胀感为宜。

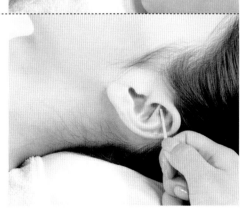

### ②坐骨神经反射区

『定位』 位于对耳轮下脚的前2/3处，即对耳轮6区。

『按摩』 用切按法切压坐骨神经反射区1~2分钟，以按摩部位发红或有酸胀感为宜。

# 膝关节痛
## 关节疼痛麻木多

**治疗膝关节痛的手足耳反射区**

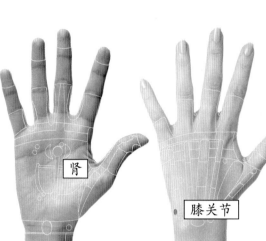

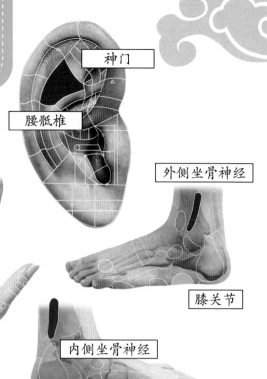

神门

腰骶椎

外侧坐骨神经

肾

膝关节

膝关节

内侧坐骨神经

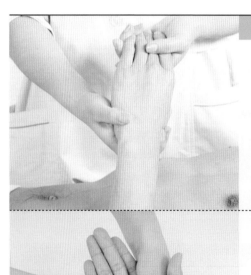

## 手部反射区

### ①膝关节反射区

『定位』 位于第五掌骨近端尺侧缘与腕骨所形成的凹陷处。手背部为膝前部，赤白肉际处为膝两侧部。

『按摩』 用指按法按压膝关节反射区1～2分钟，以局部酸痛为宜。

### ②肾反射区

『定位』 位于双手的中央区域，第三掌骨中点，相当于劳宫穴的位置。

『按摩』 用指按法按压肾反射区1～2分钟，以局部酸痛为宜。

## 足部反射区

### ①膝关节反射区

『定位』 位于双足外侧骰骨与跟骨前缘所形成的凹陷处。

『按摩』 用拇指指腹按压法按压膝关节反射区2～5分钟，以局部酸痛为宜。

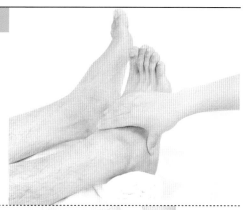

### ②坐骨神经反射区

『定位』 内侧坐骨神经反射区位于双腿内踝关节后上方起，沿胫骨后缘上行至胫骨内侧下。外侧坐骨神经反射区位于双腿外踝前缘沿腓骨前侧上至腓骨小头处。

『按摩』 用拇指指腹按压法按压坐骨神经反射区2～5分钟，以局部酸痛为宜。

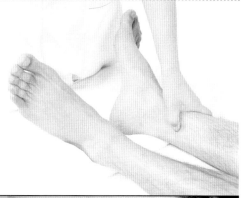

## 耳部反射区

### ①神门反射区

『定位』 位于三角窝后1/3的上部，即三角窝4区。

『按摩』 用搓摩法搓摩神门反射区1～2分钟，以按摩部位发红或有酸胀感为宜。

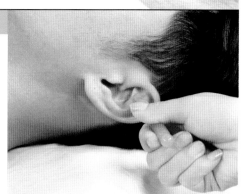

### ②腰骶椎反射区

『定位』 位于腹区后方，即对耳轮9区。

『按摩』 用切按法切压腰骶椎反射区1～2分钟，以按摩部位发红或有酸胀感为宜。

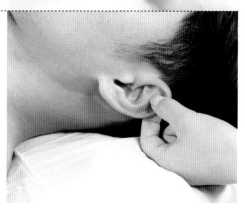

五官科疾病

# 眼疾
## 眼睛疼痛引不适

**治疗眼疾的手足耳反射区**

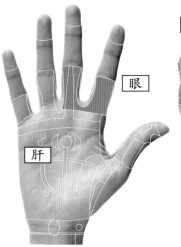
眼

肝

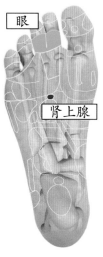
眼

肾上腺

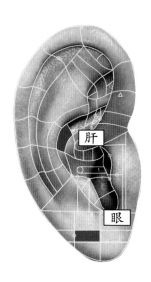
肝

眼

---

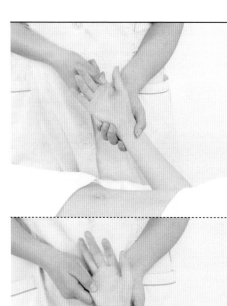

## 手部反射区

### ①眼反射区

『定位』 位于双手手掌和手背第二、第三指指根部。

『按摩』 用指按法按压眼反射区1～2分钟，以局部酸痛为宜。

### ②肝反射区

『定位』 位于右手的掌面，第四、第五掌骨体之间近掌骨头处。

『按摩』 用指揉法按揉肝反射区1～2分钟，以局部酸痛为宜。

## 足部反射区

### ①眼反射区

『定位』 位于双足第二趾和第三趾中部与根部，包括足底和足背两处。

『按摩』 用掐法掐按眼反射区2～5分钟，以局部酸痛为宜。

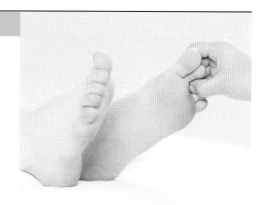

### ②肾上腺反射区

『定位』 位于双足足底部，第二、第三跖骨体之间，距离跖骨头近心端一拇指宽处，肾反射区前端。

『按摩』 用单食指叩拳法顶压肾上腺反射区2～5分钟，以局部酸痛为宜。

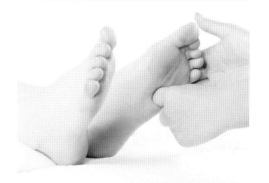

## 耳部反射区

### ①眼反射区

『定位』 位于耳垂正面中央部，即耳垂5区。

『按摩』 用切按法切压眼反射区1～2分钟，以按摩部位发红或有酸胀感为宜。

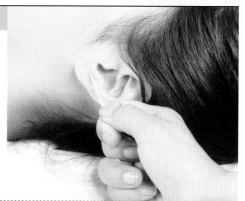

### ②肝反射区

『定位』 位于耳甲艇的后下部，即耳甲12区。

『按摩』 用切按法切按肝反射区1～2分钟，以局部酸痛为宜。

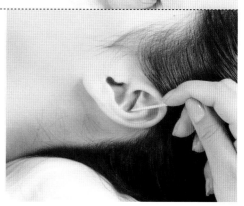

# 牙痛
## 疼痛剧烈合谷按

**治疗牙痛的手足耳反射区**

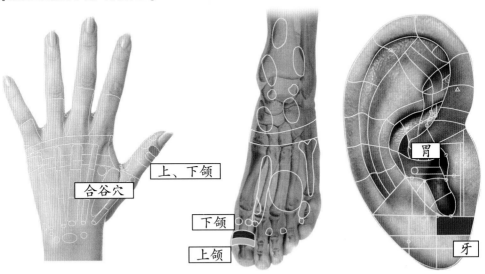

上、下颌

合谷穴

下颌

上颌

胃

牙

## 手部反射区

### ①上、下颌反射区

『定位』 位于双手拇指背侧，拇指指间关节横纹与上下最近皱纹之间的带状区域。

『按摩』 用指按法按压上、下颌反射区1~2分钟，以局部酸痛为宜。

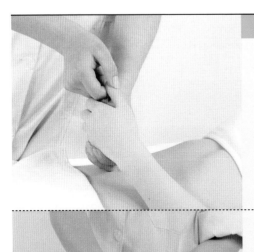

### ②合谷穴

『定位』 位于双手掌面，无名指远侧指间关节横纹中点。

『按摩』 用掐法掐按合谷穴1~2分钟，以局部酸痛为宜。

## 足部反射区

### ①上颌反射区

『定位』 位于双足足背拇趾趾间关节横纹上方的一条横带状区域。

『按摩』 用掐法掐按上颌反射区2~5分钟，以局部酸痛为宜。

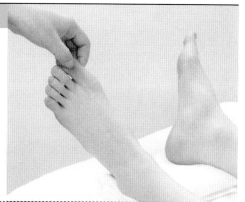

### ②下颌反射区

『定位』 位于双足足背拇趾趾间关节横纹后方的一条横带状区域。

『按摩』 用掐法掐按下颌反射区2~5分钟，以局部酸痛为宜。

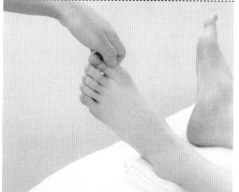

## 耳部反射区

### ①牙反射区

『定位』 位于耳垂正面前上部，即耳垂1区。

『按摩』 用切按法切压牙反射区1~2分钟，以按摩部位发红或有酸胀感为宜。

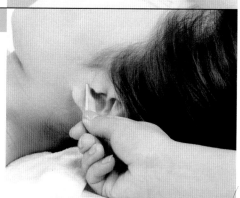

### ②胃反射区

『定位』 位于耳轮脚消失处，即耳甲4区。

『按摩』 用搓摩法搓摩胃反射区1~2分钟，以按摩部位发红或有酸胀感为宜。

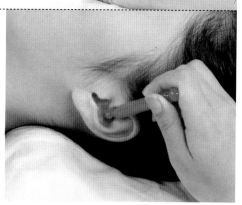

# 慢性鼻炎

鼻塞流涕过敏频

**治疗慢性鼻炎的手足耳反射区**

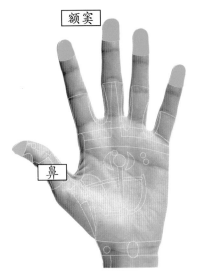

额窦

鼻

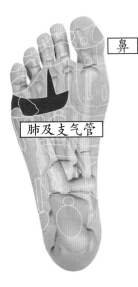

鼻

肺及支气管

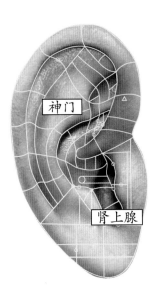

神门

肾上腺

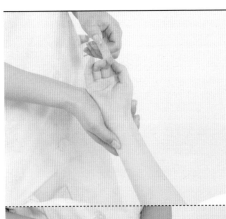

## 手部反射区

### ①额窦反射区

『定位』 位于双手掌面，十指顶端约1厘米范围内。

『按摩』 用指揉法按揉额窦反射区1~2分钟，以局部酸痛为宜。

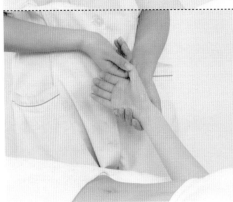

### ②鼻反射区

『定位』 位于双手掌面拇指末节指腹桡侧面的中部。

『按摩』 用指按法按压鼻反射区1~2分钟，以局部酸痛为宜。

## 足部反射区

### ①鼻反射区

『定位』 位于双脚拇趾趾腹内侧延伸到拇趾趾甲的根部，第一趾间关节前。

『按摩』 用刮压法刮压鼻反射区2～5分钟，以局部酸痛为宜。

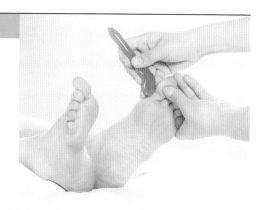

### ②肺及支气管反射区

『定位』 位于双足斜方肌反射区的近心端，自甲状腺反射区向外到肩反射区处约一横指宽的带状区。

『按摩』 用刮压法刮压肺及支气管反射区2～5分钟，以局部酸痛为宜。

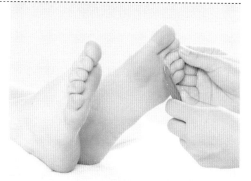

## 耳部反射区

### ①神门反射区

『定位』 位于三角窝后1/3的上部，即三角窝4区。

『按摩』 用切按法切压神门反射区1～2分钟，以按摩部位发红或有酸胀感为宜。

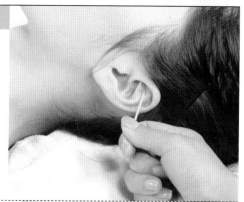

### ②肾上腺反射区

『定位』 位于耳屏游离缘下部尖端，即耳屏2区后缘处。

『按摩』 用切按法切压肾上腺反射区1～2分钟，以按摩部位发红或有酸胀感为宜。

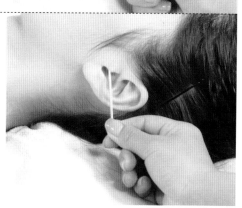

# 糖尿病
### 三多一少脏腑伤

内<br>分<br>泌<br>系<br>统<br>疾<br>病

**| 治疗糖尿病的手足耳反射区 |**

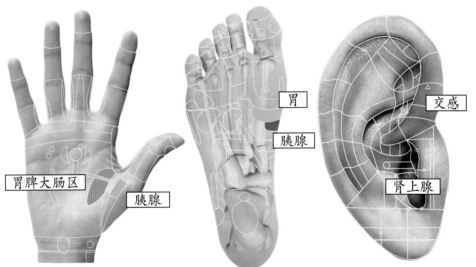

胃脾大肠区　胰腺　　胃　胰腺　交感　肾上腺

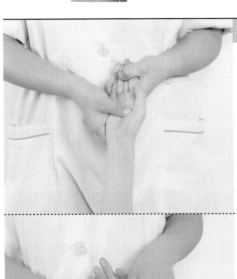

## 手部反射区

### ①胃脾大肠区反射区

『定位』 位于手掌面，第一、第二掌骨之间的椭圆形区域。

『按摩』 用指揉法按揉胃脾大肠区反射区1～2分钟，以局部酸痛为宜。

### ②胰腺反射区

『定位』 位于双手胃反射区与十二指肠反射区之间，第一掌骨体中部的区域。

『按摩』 用指揉法按揉胰腺反射区1～2分钟，以局部酸痛为宜。

## 足部反射区

### ①胃反射区

『定位』位于双足足底第一跖骨中部，甲状腺反射区下约一横指宽。

『按摩』用掐法掐按胃反射区2～5分钟，以局部酸痛为宜。

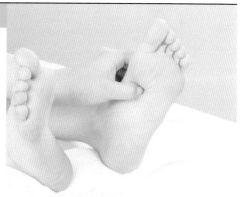

### ②胰腺反射区

『定位』位于双足足底第一跖骨体中下段，胃反射区与十二指肠反射区之间靠内侧。

『按摩』用拇指指腹按压法按压胰腺反射区2～5分钟，以局部酸痛为宜。

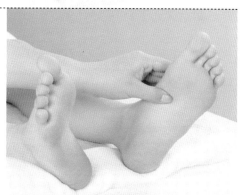

## 耳部反射区

### ①肾上腺反射区

『定位』位于耳屏游离缘下部尖端，即耳屏2区后缘处。

『按摩』用切按法切压肾上腺反射区1～2分钟，以按摩部位发红或有酸胀感为宜。

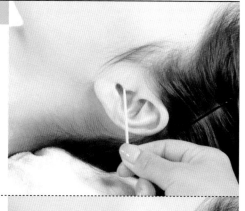

### ②交感反射区

『定位』位于对耳轮下脚前端与耳轮内缘交界处，即对耳轮6区前端。

『按摩』用切按法切压交感反射区1～2分钟，以按摩部位发红或有酸胀感为宜。

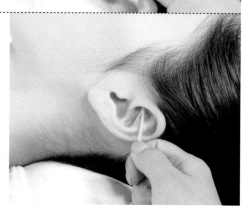

# 甲亢
## 多食消瘦脖子大

**治疗甲亢的手足耳反射区**

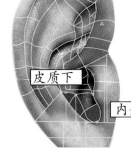
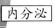

皮质下

内分泌

脑垂体

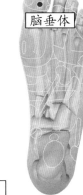

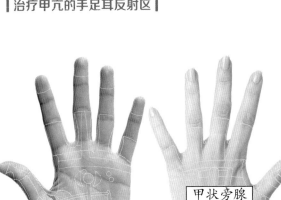

甲状旁腺

甲状腺

头及颈部淋巴结

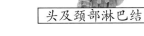

## 手部反射区

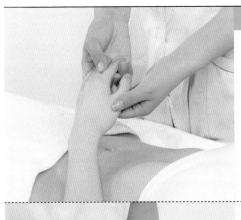

### ①甲状旁腺反射区

『定位』 位于双手桡侧第一掌指关节背部凹陷处。

『按摩』 用指揉法按揉甲状旁腺反射区1~2分钟，以局部酸痛为宜。

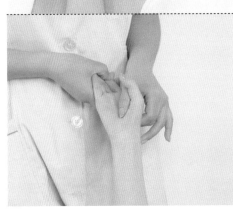

### ②甲状腺反射区

『定位』 位于双手掌面第一掌骨近心端起至第一、第二掌骨之间，转向拇指方向至虎口边缘连成带状区域。

『按摩』 用指揉法按揉甲状腺反射区1~2分钟，以局部酸痛为宜。

## 足部反射区

### ①头及颈部淋巴结反射区

『定位』 位于双足各趾间的趾骨根部呈"凹"字形，分布于足底、足背两处。

『按摩』 用掐法掐按头及颈部淋巴结反射区2~5分钟，以局部酸痛为宜。

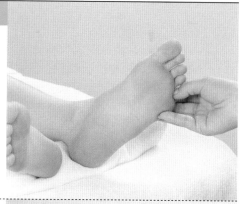

### ②脑垂体反射区

『定位』 位于双拇趾趾腹中央隆起部位，位于脑反射区深处。

『按摩』 用掐法掐按脑垂体反射区2~5分钟，以局部酸痛为宜。

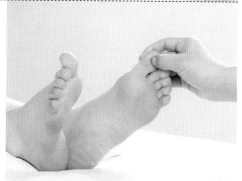

## 耳部反射区

### ①内分泌反射区

『定位』 位于屏间切迹内，耳甲腔的底部，即耳甲18区。

『按摩』 用切按法切压内分泌反射区1~2分钟，以按摩部位发红或有酸胀感为宜。

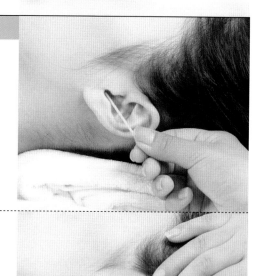

### ②皮质下反射区

『定位』 位于对耳屏内侧面，即对耳屏4区。

『按摩』 用刮拭法刮拭皮质下反射区1~2分钟，以按摩部位发红或有酸胀感为宜。

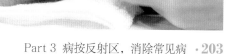

# 晕车
### 面色苍白脑眩晕

**治疗晕车的手足耳反射区**

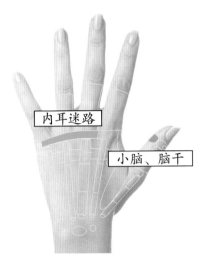

内耳迷路

小脑、脑干

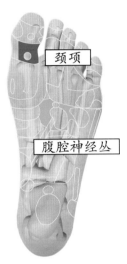

颈项

腹腔神经丛

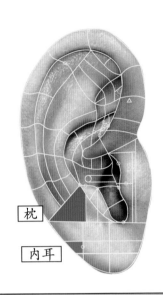

枕

内耳

## 手部反射区

### ①内耳迷路反射区

『定位』 位于双手背侧，第三、第四、第五掌指关节之间，第三、第四、第五指根部接合部。

『按摩』 用指按法按压内耳迷路反射区1~2分钟，以局部酸痛为宜。

### ②小脑、脑干反射区

『定位』 位于双手掌面，拇指指腹尺侧面，即拇指末节指骨近心端1/2尺侧缘。

『按摩』 用指揉法揉按小脑、脑干反射区1~2分钟，以局部酸痛为宜。

## 足部反射区

### ①颈项反射区

『定位』 位于双足拇趾根部横纹处。

『按摩』 用掐法掐按颈项反射区2~5分钟，以局部酸痛为宜。

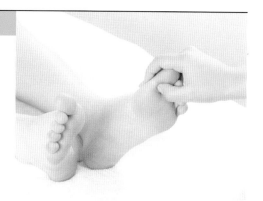

### ②腹腔神经丛反射区

『定位』 位于双足足底第二至第四跖骨体处，分布于肾反射区周围的椭圆形区域。

『按摩』 用单食指叩拳法顶压腹腔神经丛反射区2~5分钟，以局部酸痛为宜。

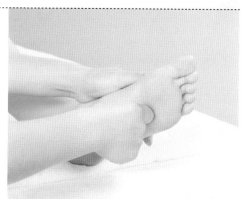

## 耳部反射区

### ①内耳反射区

『定位』 位于耳垂正面后中部，即耳垂5区。

『按摩』 用切按法切压内耳反射区1~2分钟，以按摩部位发红或有酸胀感为宜。

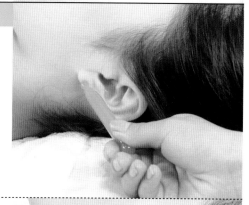

### ②枕反射区

『定位』 位于对耳屏外侧面的后部，即对耳屏3区。

『按摩』 用搓摩法搓摩枕反射区1~2分钟，以按摩部位发红或有酸胀感为宜。

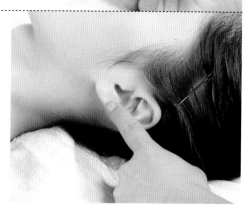

# 肥胖症

## 各种疾病由它引

**|治疗肥胖症的手反射区及功效|**

大脑反射区具有清热解表、苏厥开窍的功效。

垂体反射区具有利水渗湿的功效。

胃脾大肠反射区具有通调肠气的功效。

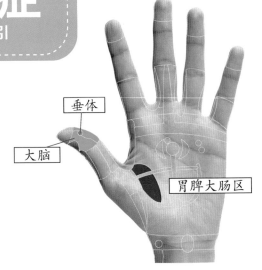

垂体

大脑

胃脾大肠区

## 手部反射区

### ①大脑反射区

『定位』 位于双手掌面拇指指腹全部。

『按摩』 用揪法揪大脑反射区1～2分钟，以局部酸痛为宜。

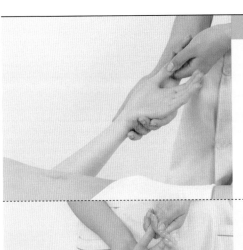

### ②垂体反射区

『定位』 位于双手拇指指腹中央，大脑反射区深处。

『按摩』 用揪法揪垂体反射区1～2分钟，以局部酸痛为宜。

### ③胃脾大肠区反射区

『定位』 位于手掌面，第一、第二掌骨之间的椭圆形区域。

『按摩』 用指揉法按揉胃脾大肠反射区1～2分钟，以局部酸痛为宜。

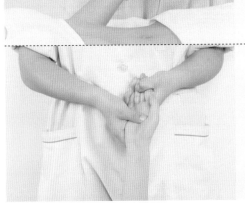

**治疗肥胖症的足反射区及功效**

胃反射区具有健胃消食的功效。

肾反射区具有补肾强腰、通利二便的功效。

乙状结肠及直肠反射区具有理气和胃、通经活络的功效。

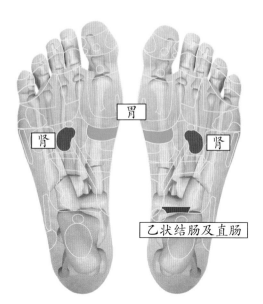

胃

肾

肾

乙状结肠及直肠

## 足部反射区

### ①胃反射区

『定位』 位于双足足底第一跖骨中部，甲状腺反射区下约一横指宽。

『按摩』 采用掐压法掐按胃反射区2~5分钟，以局部酸痛为宜。

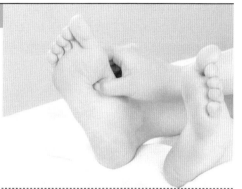

### ②乙状结肠及直肠反射区

『定位』 位于左足足底跟骨前缘呈一横带状区。

『按摩』 用拇指指腹推压法推压乙状结肠及直肠反射区2~5分钟，以局部酸痛为宜。

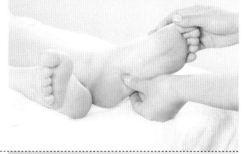

### ③肾反射区

『定位』 位于双足足底部，第二跖骨与第三跖骨体之间，近跖骨底处，蜷足时中央凹陷处。

『按摩』 用拇指指腹推压法推压肾反射区2~5分钟，以局部酸痛为宜。

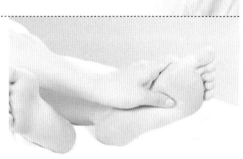

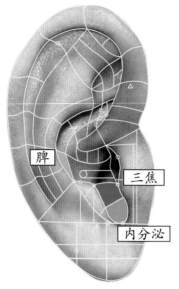

脾

三焦

内分泌

**| 治疗肥胖症的耳反射区及功效 |**

内分泌反射区具有清热解毒、祛风
止痒、除湿止痛的功效。

三焦反射区具有调三焦、利水道的
功效。

脾反射区具有健脾化湿、理气解痉
的功效。

## 耳部反射区

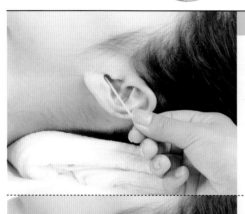

### ①内分泌反射区

『定位』 位于屏间切迹内，耳甲腔的底
部，即耳甲18区。

『按摩』 用切按法切压内分泌反射区
1~2分钟，以按摩部位发红或有酸胀感
为宜。

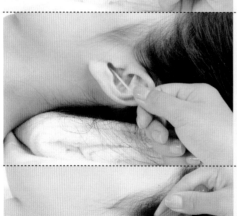

### ②三焦反射区

『定位』 位于外耳门后下，肺与内分泌区
之间，即耳甲17区。

『按摩』 用切按法切压三焦反射区1~2分
钟，以按摩部位发红或有酸胀感为宜。

### ③脾反射区

『定位』 位于BD线下方，耳甲腔的后上
部，即耳甲13区。

『按摩』 用搓摩法搓摩脾反射区1~2分
钟，以按摩部位发红或有酸胀感为宜。

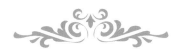

# Part 4
# 手足耳按摩，防病保健康

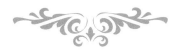

　　手足耳反射区是治疗疾病的刺激点与反应点，通过对这些反射区施以按摩手法，可以通其经脉，调其气血，使阴阳归于平衡，脏腑趋于和调。长期坚持手足耳按摩，可以提高身体素质，增进健康，从而达到祛除病邪、强身健体、美容养颜的目的，是目前安全绿色、行之有效的保健养生方法之一。

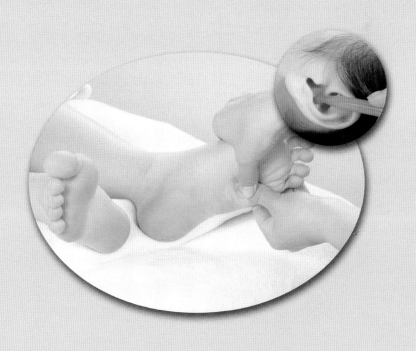

保养心肺

呼吸顺畅咳嗽消

| 保养心肺的手足耳反射区 |

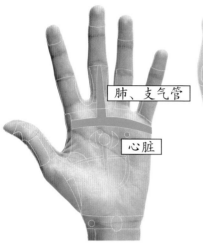
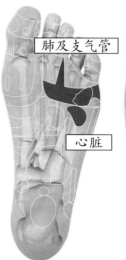
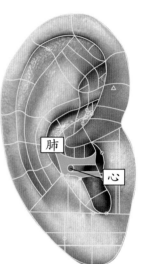

肺、支气管

心脏

肺及支气管

心脏

肺

心

## 手部反射区

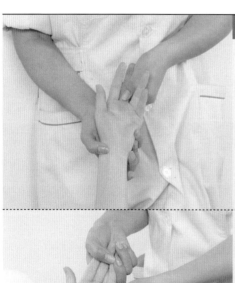

### ①肺、支气管反射区

『定位』位于双手掌面，横跨第二、第三、第四、第五掌骨，靠近掌指关节区域及中指第三节指骨。

『按摩』用指按法按压肺、支气管反射区1～2分钟，以局部酸痛为宜。

### ②心脏反射区

『定位』位于左手尺侧，手掌及手背第四、第五掌骨之间，近掌骨头处。

『按摩』用掐法掐按心脏反射区1～2分钟，以局部酸痛为宜。

## 足部反射区

### ①肺及支气管反射区

『定位』 位于双足斜方肌反射区的近心端，自甲状腺反射区向外到肩反射区处约一横指宽的带状区。

『按摩』 用拇指指腹按压法按压肺及支气管反射区2~5分钟，以局部酸痛为宜。

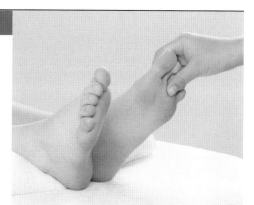

### ②心脏反射区

『定位』 位于左足足底第四跖骨与第五跖骨前段之间，在肺反射区后方。

『按摩』 用拇指指腹按压法按压心脏反射区2~5分钟，以局部酸痛为宜。

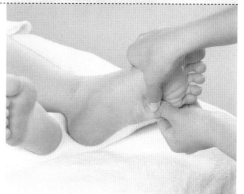

## 耳部反射区

### ①肺反射区

『定位』 位于心反射区、气管反射区周围处，即耳甲14区。

『按摩』 用切按法切压肺反射区1~2分钟，以按摩部位发红或有酸胀感为宜。

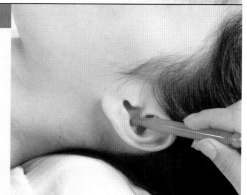

### ②心反射区

『定位』 位于耳甲腔正中凹陷处，即耳甲15区。

『按摩』 用切按法切压心反射区1~2分钟，以按摩部位发红或有酸胀感为宜。

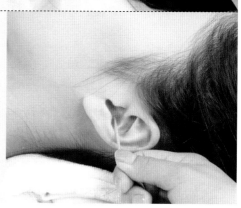

# 补脾养胃

## 脾胃安好胃口好

**补脾养胃的手足耳反射区**

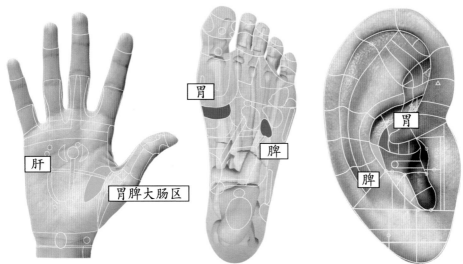

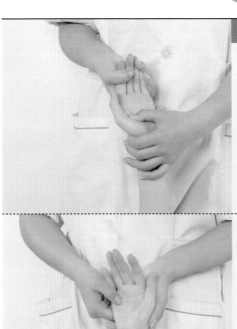

## 手部反射区

### ①胃脾大肠区反射区

『定位』 位于手掌面，第一、第二掌骨之间的椭圆形区域。

『按摩』 用指按法按压胃脾大肠区反射区1~2分钟，以局部酸痛为宜。

### ②肝反射区

『定位』 位于右手的掌面，第四、第五掌骨体之间近掌骨头处。

『按摩』 用掐法掐按肝反射区1~2分钟，以局部酸痛为宜。

## 足部反射区

### ①胃反射区

『定位』 位于双足足底第一跖骨中部，甲状腺反射区下约一横指宽。

『按摩』 用单食指叩拳法顶压胃反射区2~5分钟，以局部酸痛为宜。

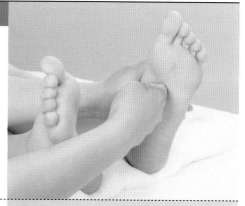

### ②脾反射区

『定位』 位于左足足底第四、第五跖骨之间，距心脏反射区下方约一横指处。

『按摩』 用拇指指腹按压法按压脾反射区2~5分钟，以局部酸痛为宜。

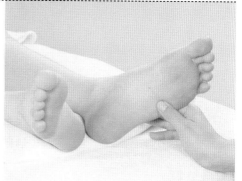

## 耳部反射区

### ①胃反射区

『定位』 位于耳轮脚消失处，即耳甲4区。

『按摩』 用切按法切压胃反射区1~2分钟，以按摩部位发红或有酸胀感为宜。

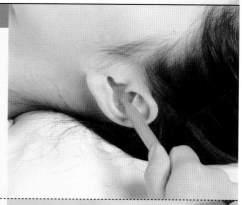

### ②脾反射区

『定位』 位于BD线下方，耳甲腔的后上部，即耳甲13区。

『按摩』 采用搓摩法搓摩脾反射区1~2分钟，以按摩部位发红或有酸胀感为宜。

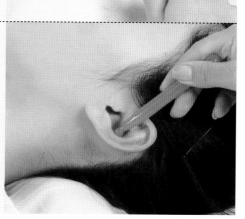

# 疏肝解郁
## 心情舒畅展笑颜

**疏肝解郁的手足耳反射区**

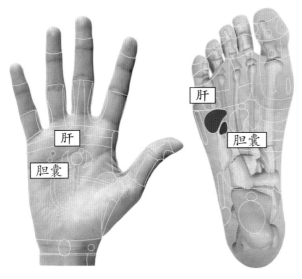

肝
胆囊
肝
胆囊

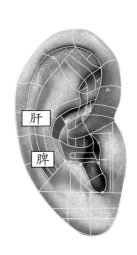

肝
脾

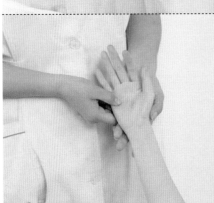

# 手部反射区

## ①肝反射区

『定位』 位于右手的掌面，第四、第五掌骨体之间近掌骨头处。

『按摩』 用指按法按压肝反射区1～2分钟，以局部酸痛为宜。

## ②胆囊反射区

『定位』 位于右手的手掌面及背侧，第四、第五掌骨之间，紧靠肝反射区的腕侧的第四掌骨处。

『按摩』 用指按法按压胆囊反射区1～2分钟，以局部酸痛为宜。

## 足部反射区

### ①胆囊反射区

『定位』 位于右足足底第三、第四跖骨中段之间，位于肝反射区的内下方。

『按摩』 用刮压法刮压胆囊反射区2~5分钟，以局部酸痛为宜。

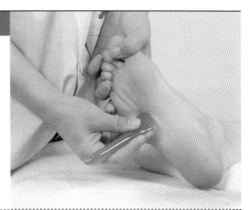

### ②肝反射区

『定位』 位于右足足底第四跖骨与第五跖骨前段之间，位于肺反射区的后方及足背上与该区域相对应的位置。

『按摩』 用刮压法刮压肝反射区2~5分钟，以局部酸痛为宜。

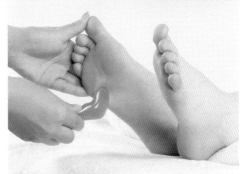

## 耳部反射区

### ①肝反射区

『定位』 位于耳甲艇的后下部，即耳甲12区。

『按摩』 用切按法切压肝反射区1~2分钟，以按摩部位发红或有酸胀感为宜。

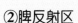

### ②脾反射区

『定位』 位于BD线下方，耳甲腔的后上部，即耳甲13区。

『按摩』 用搓摩法搓摩脾反射区1~2分钟，以按摩部位发红或有酸胀感为宜。

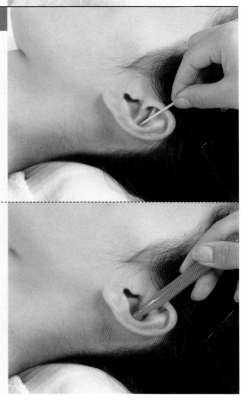

# 补肾强腰

## 肾气充足腰脊壮

**| 补肾强腰的手足耳反射区 |**

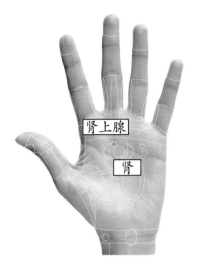

肾上腺

肾

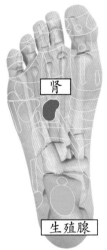

肾

生殖腺

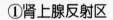

耳背肾

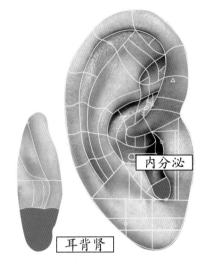

内分泌

---

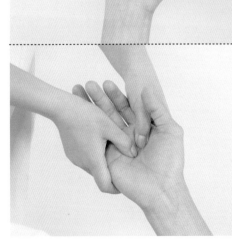

## 手部反射区

### ①肾上腺反射区

『定位』 位于双手掌面第二、第三掌骨之间，距离第二、第三掌骨头1.5～2厘米处。

『按摩』 用指揉法按揉肾上腺反射区1～2分钟，以局部酸痛为宜。

### ②肾反射区

『定位』 位于双手的中央区域，第三掌骨中点，相当于劳宫穴的位置。

『按摩』 采用指按法按压肾反射区1～2分钟，以局部酸痛为宜。

## 足部反射区

### ①肾反射区

『定位』 位于双足足底部，第二跖骨与第三跖骨体之间，近跖骨底处，蜷足时中央凹陷处。

『按摩』 用拇指指腹推压法推压肾反射区2~5分钟，以局部酸痛为宜。

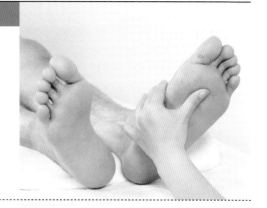

### ②生殖腺反射区

『定位』 位于双足足底跟骨中央区域。

『按摩』 用拇指指腹推压法推压生殖腺反射区2~5分钟，以局部酸痛为宜。

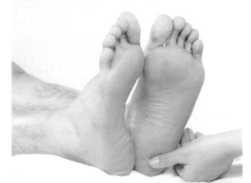

## 耳部反射区

### ①内分泌反射区

『定位』 位于屏间切迹内，耳甲腔的底部，即耳甲18区。

『按摩』 用切按法切压内分泌反射区1~2分钟，以按摩部位发红或有酸胀感为宜。

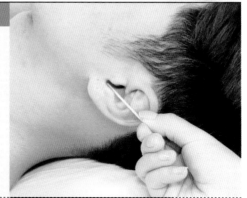

### ②耳背肾反射区

『定位』 位于耳背下部，即耳背5区。

『按摩』 用捏揉法揉动耳背肾反射区1~2分钟，以按摩部位发红或有酸胀感为宜。

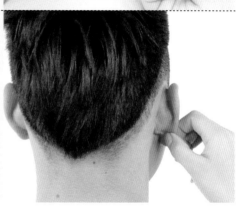

# 排毒通便
## 排出毒素一身轻

**|排毒通便的手足耳反射区|**

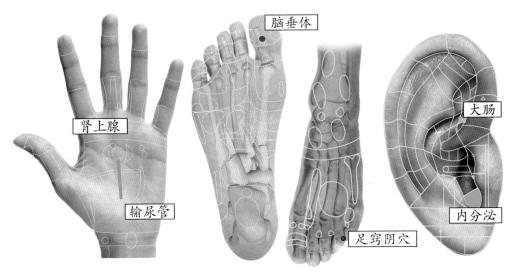

脑垂体

肾上腺

输尿管

大肠

内分泌

足窍阴穴

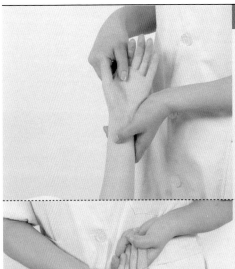

## 手部反射区

### ①肾上腺反射区

『定位』 位于双手掌面第二、第三掌骨之间，距离第二、第三掌骨头1.5～2厘米处。

『按摩』 用指按法按压肾上腺反射区1～2分钟，以局部酸痛为宜。

### ②输尿管反射区

『定位』 位于双手掌中部，肾反射区与膀胱反射区之间的带状区域。

『按摩』 用指按法按压输尿管反射区1～2分钟，以局部酸痛为宜。

## 足部反射区

### ①脑垂体反射区

『定位』 位于双拇趾趾腹中央隆起部位，脑反射区深处。

『按摩』 用掐法掐按脑垂体反射区2～5分钟，以局部酸痛为宜。

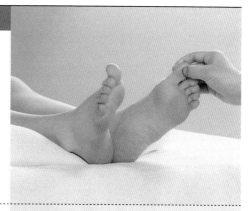

### ②足窍阴穴

『定位』 位于足第四趾末节外侧，距趾甲角0.1寸（指寸）。

『按摩』 用掐法掐按足窍阴穴2～5分钟，以出现酸痛感为宜。

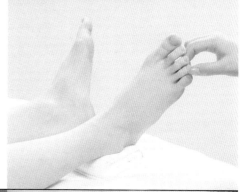

## 耳部反射区

### ①内分泌反射区

『定位』 位于屏间切迹内，耳甲腔的底部，即耳甲18区。

『按摩』 用切按法切压内分泌反射区1～2分钟，以按摩部位发红或有酸胀感为宜。

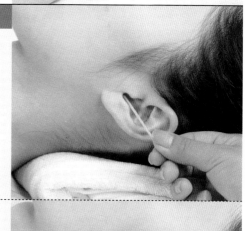

### ②大肠反射区

『定位』 位于耳轮脚及部分耳轮与AB线之间的前1/3处，即耳甲7区。

『按摩』 用切按法切压大肠反射区1～2分钟，以按摩部位发红或有酸胀感为宜。

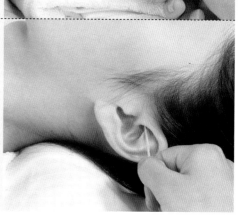

祛斑美颜

满面红光桃花开

**┃祛斑美颜的手足耳反射区┃**

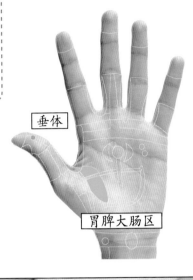

垂体

胃脾大肠区

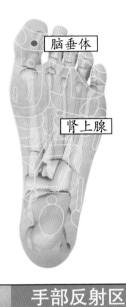

脑垂体

肾上腺

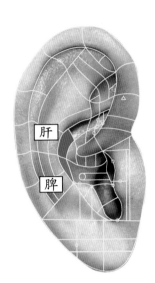

肝

脾

## 手部反射区

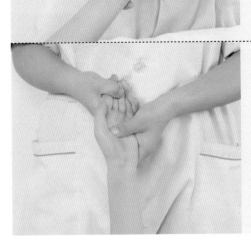

### ①垂体反射区

『定位』 位于双手拇指指腹中央，大脑反射区深处。

『按摩』 用掐法掐按垂体反射区1~2分钟，以局部酸痛为宜。

### ②胃脾大肠区反射区

『定位』 位于手掌面，第一、第二掌骨之间的椭圆形区域。

『按摩』 用指揉法按揉胃脾大肠区反射区1~2分钟，以局部酸痛为宜。

## 足部反射区

### ①脑垂体反射区

『定位』 位于双拇趾趾腹中央隆起部位，脑反射区深处。

『按摩』 用掐法掐按脑垂体反射区2~5分钟，以局部酸痛为宜。

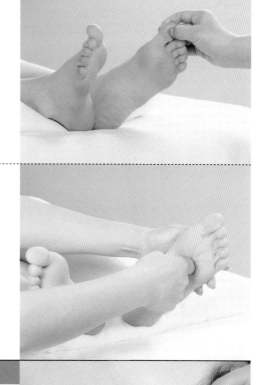

### ②肾上腺反射区

『定位』 位于双足足底部，第二、第三跖骨体之间，距离跖骨头近心端一拇指宽处，肾反射区前端。

『按摩』 用单食指叩拳法顶压肾上腺反射区2~5分钟，以局部酸痛为宜。

## 耳部反射区

### ①脾反射区

『定位』 位于BD线下方，耳甲腔的后上部，即耳甲13区。

『按摩』 用搓摩法搓摩脾反射区1~2分钟，以按摩部位发红或有酸胀感为宜。

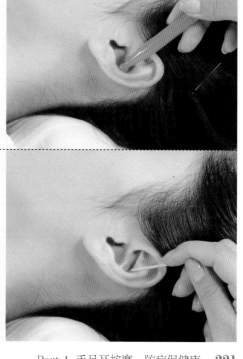

### ②肝反射区

『定位』 位于耳甲艇的后下部，即耳甲12区。

『按摩』 用切按法切压肝反射区1~2分钟，以按摩部位发红或有酸胀感为宜。

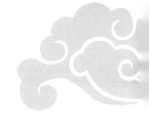

**祛皱抗衰的手足耳反射区**

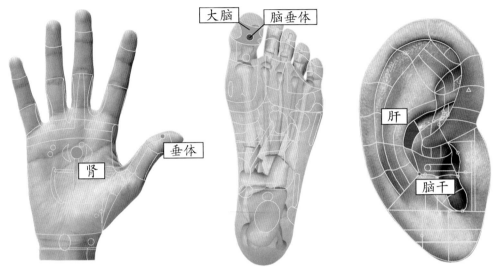

大脑　脑垂体　垂体　肾　肝　脑干

## 手部反射区

### ①垂体反射区

『定位』 位于双手拇指指腹中央，位于大脑反射区深处。

『按摩』 用掐法掐按垂体反射区1～2分钟，以局部酸痛为宜。

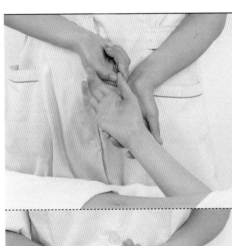

### ②肾反射区

『定位』 位于双手的中央区域，第三掌骨中点，相当于劳宫穴的位置。

『按摩』 用指揉法按揉肾反射区1～2分钟，以局部酸痛为宜。

## 足部反射区

### ①脑垂体反射区

『定位』 位于双拇趾趾腹中央隆起部位，脑反射区深处。

『按摩』 用掐法掐按脑垂体反射区2～5分钟，以局部酸痛为宜。

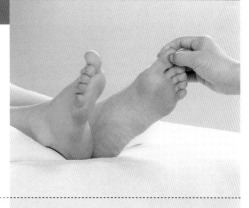

### ②大脑反射区

『定位』 位于双脚拇趾趾腹全部。

『按摩』 用掐法掐按大脑反射区2～5分钟，以局部酸痛为宜。

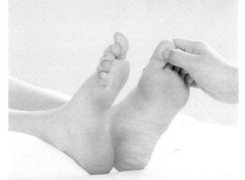

## 耳部反射区

### ①脑干反射区

『定位』 位于轮屏切迹处，即对耳屏3、4区之间。

『按摩』 采用切按法切压脑干反射区1～2分钟，以按摩部位发红或有酸胀感为宜。

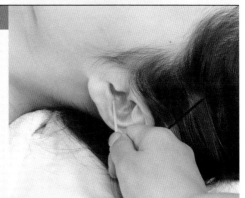

### ②肝反射区

『定位』 位于耳甲艇的后下部，即耳甲12区。

『按摩』 用切按法切压肝反射区1～2分钟，以按摩部位发红或有酸胀感为宜。

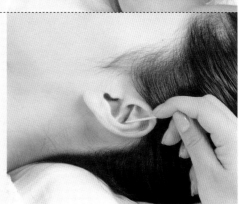

# 控油祛痘
## 皮肤清爽痘痘消

**控油祛痘的手足耳反射区**

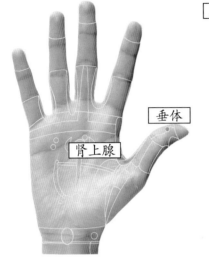

脑垂体

垂体

肾上腺

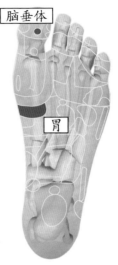

胃

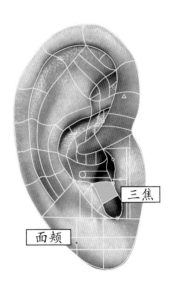

三焦

面颊

## 手部反射区

### ①垂体反射区

『定位』 位于双手拇指指腹中央，位于大脑反射区深处。

『按摩』 用掐法掐按垂体反射区1～2分钟，以局部酸痛为宜。

### ②肾上腺反射区

『定位』 位于双手掌面第二、第三掌骨之间，距离第二、第三掌骨头1.5～2厘米处。

『按摩』 用指揉法按揉肾上腺反射区1～2分钟，以局部酸痛为宜。

## 足部反射区

### ①脑垂体反射区

『定位』 位于双拇趾趾腹中央隆起部位，脑反射区深处。

『按摩』 用单食指叩拳法顶压脑垂体反射区2~5分钟，以局部酸痛为宜。

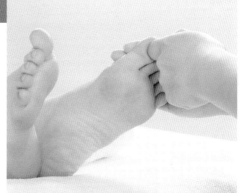

### ②胃反射区

『定位』 位于双足足底第一跖骨中部，甲状腺反射区下约一横指宽。

『按摩』 用单食指叩拳法顶压胃反射区2~5分钟，以局部酸痛为宜。

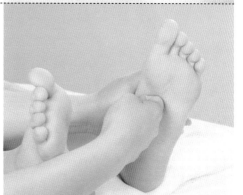

## 耳部反射区

### ①面颊反射区

『定位』 位于耳垂正面眼区与内耳区之间，即耳垂5、6区交界处。

『按摩』 用切按法切压面颊反射区1~2分钟，以按摩部位发红或有酸胀感为宜。

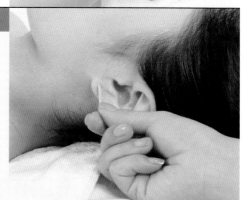

### ②三焦反射区

『定位』 位于外耳门后下，肺与内分泌反射区之间，即耳甲17区。

『按摩』 用切按法切压三焦反射区1~2分钟，以按摩部位发红或有酸胀感为宜。

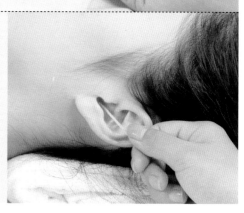

# 丰胸美乳
## 双峰美挺又健康

**丰胸美乳的手足耳反射区**

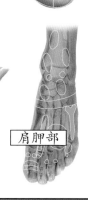

内生殖器

胸椎

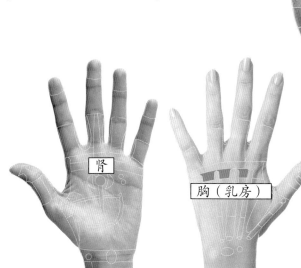

肾

胸（乳房）

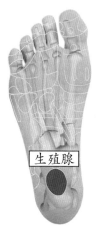

肩胛部

生殖腺

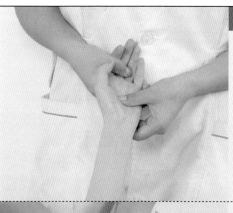

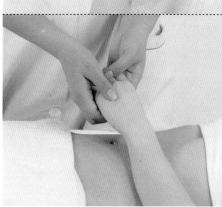

## 手部反射区

### ①肾反射区

『定位』 位于双手的中央区域，第三掌骨中点，相当于劳宫穴的位置。

『按摩』 用指揉法按揉肾反射区1~2分钟，以局部酸痛为宜。

### ②胸（乳房）反射区

『定位』 位于双手手背第二、第三、第四掌骨的远端。

『按摩』 用指揉法按揉胸（乳房）反射区1~2分钟，以局部酸痛为宜。

## 足部反射区

### ①肩胛部反射区

『定位』 位于双足足背沿第四跖骨与第五
跖骨的近端1/2位置，并延伸到骰骨的一
带状区域。

『按摩』 用拇指指腹按压法按压肩胛部反
射区2~5分钟，以局部酸痛为宜。

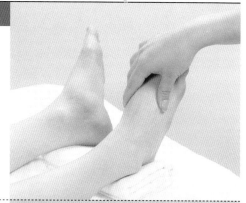

### ②生殖腺反射区

『定位』 位于双足足底跟骨中央处。

『按摩』 用掐法掐按生殖腺反射区2~5分
钟，以局部酸痛为宜。

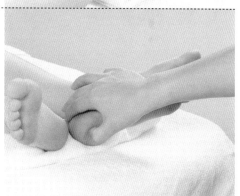

## 耳部反射区

### ①胸椎反射区

『定位』 位于胸反射区后方，即对耳轮
11区。

『按摩』 用切按法切压胸椎反射区1~2分
钟，以按摩部位发红或有酸胀感为宜。

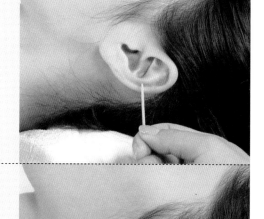

### ②内生殖器反射区

『定位』 位于三角窝前1/3的下部，即三
角窝2区。

『按摩』 用切按法切压内生殖器反射区
1~2分钟，以按摩部位发红或有酸胀感
为宜。

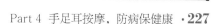

# 除脂美腿
## 塑造腿形身材佳

### ▌除脂美腿的手反射区及功效 ▌

胃脾大肠反射区具有通调肠气的功效。

腰椎反射区具有强筋健骨、益肾助阳的功效。

胸腺淋巴结反射区具有抗炎消肿的功效。

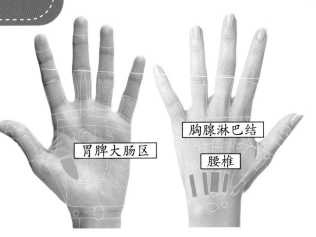

胃脾大肠区

胸腺淋巴结

腰椎

## 手部反射区

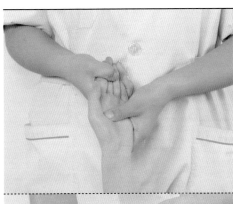

### ①胃脾大肠区反射区

『定位』 位于手掌面，第一、第二掌骨之间的椭圆形区域。

『按摩』 用指揉法按揉胃脾大肠区反射区1~2分钟，以局部酸痛为宜。

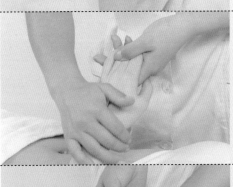

### ②腰椎反射区

『定位』 位于双手背侧，各掌骨近端，约占整个掌骨体的2/5。

『按摩』 用擦法推擦腰椎反射区1~2分钟，以局部酸痛为宜。

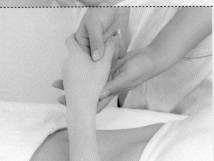

### ③胸腺淋巴结反射区

『定位』 位于双手第一掌指关节尺侧。

『按摩』 用掐法掐按胸腺淋巴结反射区1~2分钟，以局部酸痛为宜。

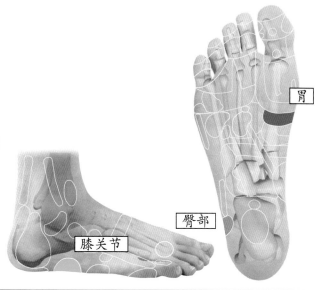

**│除脂美腿的足反射区及功效│**

胃反射区具有健胃消食的功效。
膝关节反射区具有清利湿热、通
调下焦的功效。
臀部反射区具有祛风通络的功效。

胃

臀部

膝关节

## 足部反射区

### ①胃反射区

『定位』 位于双足足底第一跖骨中部，甲
状腺反射区下约一横指宽。

『按摩』 用拇指指腹按压法按压胃反射区
2~5分钟，以局部酸痛为宜。

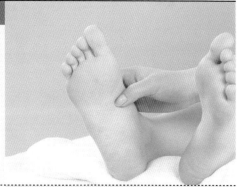

### ②膝关节反射区

『定位』 位于双足外侧骰骨与跟骨前缘所
形成的凹陷处。

『按摩』 用掐法掐按膝关节反射区1~2分
钟，以按摩部位发红或有酸胀感为宜。

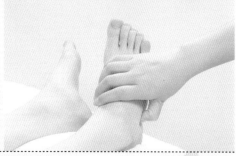

### ③臀部反射区

『定位』 位于双足足底跟骨结节外缘区
域，连接股部反射区。

『按摩』 用单食指叩拳法顶压臀部反射区
2~5分钟，以局部酸痛为宜。

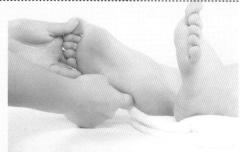

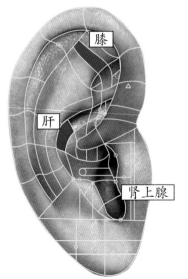

膝

肝

肾上腺

**┃除脂美腿的耳反射区及功效┃**

膝反射区具有舒筋活络止痛、祛风除湿的功效。

肝反射区具有疏肝利胆、清头明目的功效。

肾上腺反射区具有培元固本、回阳固脱、祛风止痛、清热解毒的功效。

# 耳部反射区

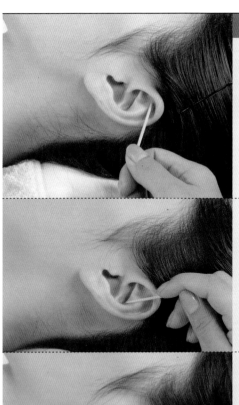

## ①膝反射区

『定位』 位于对耳轮上脚中1/3处，即对耳轮4区。

『按摩』 用切按法切压膝反射区1~2分钟，以按摩部位发红或有酸胀感为宜。

## ②肝反射区

『定位』 位于耳甲艇的后下部，即耳甲12区。

『按摩』 用切按法切压肝反射区1~2分钟，以按摩部位发红或有酸胀感为宜。

## ③肾上腺反射区

『定位』 位于耳屏游离缘下部尖端，即耳屏2区后缘处。

『按摩』 用搓摩法搓摩肾上腺反射区1~2分钟，以按摩部位发红或有酸胀感为宜。

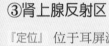